T0216491

Springer-Lehrbuch

Marian C. Poetzsch

Notaufnahme

Von A wie Adrenalin
bis Z wie Zusammenbruch

2. überarbeitete und erweiterte Auflage

Cartoons von Claudia Styrsky

Dr. M. C. Poetzsch
München

ISBN 978-3-662-54095-4   978-3-662-54096-1 (eBook)
DOI 10.1007/978-3-662-54096-1

Die Deutsche Nationalbibliothek verzeichnet diese Publikation in der Deutschen National-bibliografie; detaillierte bibliografische Daten sind im Internet über http://dnb.d-nb.de abruf-bar.

Springer

Umschlaggestaltung: deblik Berlin
Fotonachweis Umschlag: © Tobias Kleinschmidt, dpa
Cartoons: Claudia Styrsky

Gedruckt auf säurefreiem und chlorfrei gebleichtem Papier

Springer ist Teil von Springer Nature
Die eingetragene Gesellschaft ist Springer-Verlag GmbH Deutschland
Die Anschrift der Gesellschaft ist: Heidelberger Platz 3, 14197 Berlin, Germany

Hinweis

Du willst dich auf deine Zeit in der Notaufnahme vorbereiten?

Von Tag zu Tag, von Woche zu Woche wächst du mit deinen Aufgaben. Was kommt auf dich zu? Das erfährst du Buchstabe für Buchstabe, Stichwort für Stichwort, von A bis Z. Am Ende fast jedes Abschnitts gibt es Infos über wichtige ☞ Symptome aus der Notfallmedizin.

Manchmal ist bewusst ein ironischer Ton gewählt. Bitte nicht alles ernst nehmen. Das Buch stellt keine Kritik an einzelnen Personen, Fachgruppen oder Abteilungen dar. Allenfalls an einem zunehmend leistungsorientierten System. Vielleicht kannst du mehr Menschlichkeit einbringen.

Der Autor

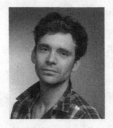

Dr. M. C. Poetzsch, geboren 1976, begann sein Medizinstudium in Buenos Aires. Dort lebte er auf einem kleinen Segelboot, machte Musik in einer Rock-Band und prägte sich Abgänge von Arterien und Ansätze von Muskeln ein. Nach einem Jahr packte ihn das Heimweh, und er setzte das Studium in München fort. Mittlerweile ist er verheiratet und hat drei Kinder.

Der Autor ist Facharzt für Innere Medizin und Facharzt für Allgemeinmedizin, Notfall- und Intensivmediziner. Seine Ausbildung machte er in den Bereichen Innere Medizin, Chirurgie, Pädiatrie und Anästhesie. Nach seiner Weiterbildungszeit in der Allgemeinarztpraxis war er 5 Jahre In der Notfall- und Intensivmedizin tätig. Seit 2015 leitet er als Oberarzt die internistische Notaufnahme am Klinikum Landshut.

Vorwort

Von der »Notaufnahme« gibt es nun eine 2. Auflage.
Finde ich gut.

Marian Poetzsch
Januar 2017

PS: Ich habe in den letzten Jahren in verschiedenen Notaufnahmen gearbeitet, manche besucht, in anderen hospitiert oder dort einen Patienten übergeben. Egal, wie toll und groß das Krankenhaus ist, ob es in der Aufnahme Computer gibt oder nur eine Schreibmaschine, 10 Ärzte oder keinen: Die Patienten sind die gleichen – Menschen! Sie haben Schmerzen oder machen sich Sorgen.

Außerdem stehen vor jeder Notaufnahme Raucher und schwarze Autos. Bei den Rauchern handelt es sich um Patienten. Wem die schwarzen Autos gehören, ist nicht bekannt. In der Notaufnahme gibt es Kaffee und natürlich auch Patienten.

Jede Notaufnahme hat ein paar alte Bekannte. Die kommen immer wieder mit ähnlichen Beschwerden, bei manchen ist auch Alkohol im Spiel. Sie sind ein Teil des Teams. Ein Patient hat sogar mal ein paar Jahre im Krankenhaus gewohnt, einfach weil es zu anstrengend war, ihn immer wieder für 1 Tag zu entlassen.

Der Weg führt in die Notaufnahme hinein, aber nicht wieder hinaus. Denn auf den Stationen gibt es keine Betten. Das ist überall gleich, auch wenn alle Geschäftsführer behaupten, in ihrem Haus wäre das anders. Es gibt auch keine Betten auf der Intensivstation. Und die Überwachungsstation ist meist wegen Personalmangel geschlossen.

Wünschen würde man sich eine gerechte Vergütung für Notaufnahmen, mehr Personal und eine wirkliche Ausbildung für Notfallmediziner. Bis dahin gibt es Kaffee, Adrenalin und hoffentlich keinen Zusammenbruch.

Manchmal gerät das System an seine Grenzen, weil immer mehr Menschen die Notaufnahme aufsuchen. Zu wenig Hausärzte, keine Facharzttermine. Es kommen nicht nur mehr ältere und schwerkranke Patienten, auch viele jüngere. Sie haben keinen Hausarzt und kennen keine Bereitschaftspraxis.

Da muss noch mehr getan werden, nicht nur im Krankenhaus. Auch bei den Ärzten in den Fachgesellschaften, der Ärztekammer, den Krankenkassen und in der Politik.

Bis dahin wird es weiter Berichte in der Zeitung geben und ab und zu einen Beitrag im Fernsehen über überfüllte Notaufnahmen. Spätestens bei der nächsten Grippewelle.

Was auch immer die Gründe sind, die Notaufnahme ist voll. Und du bist mittendrin.

Und jetzt geht's los.

Dank

Vielen Dank den Erstlesern Prof. Dr. Thomas Krödel und Dr. Florian Jörg für ihre Geduld und unschätzbare kreative, philosophische und notfallmedizinische Unterstützung. Vielen Dank auch an Dr. Jochen Keydel für neurologischen Support und mentalen Aufbau. Außerdem geht mein Dank an das Team vom Springer-Verlag für die freundliche und unkomplizierte Betreuung. Nicht zuletzt und vor allem gilt der Dank meiner Frau und meiner Familie. Für alles eigentlich.

Inhaltsverzeichnis

Am Anfang das Ende

M. C. Poetzsch, *Notaufnahme*,
DOI 10.1007/978-3-662-54096-1_1, © Springer-Verlag GmbH Deutschland 2017

Du versuchst langsam zu atmen. Der Boden scheint unter deinen Füßen zu schwanken. Auf dem Laken liegt eine rote Rose aus Plastik. Unter dem weißen Leintuch zeichnen sich die Umrisse eines menschlichen Körpers ab. In der Ecke flackert eine Kerze. Decke und Wände sind grün gekachelt. Dieser Raum im Keller ist nicht gerade ein Hort der Gemütlichkeit. Man könnte sich hier fürchten. Doch trotz der Anspannung spürst du einen Hauch von Ruhe und Frieden.

Das hier ist das Ende.

»Hast du schon mal eine Leiche gesehen?«

Du denkst an den Goldfisch und die Katze. Zählt das auch? Der Arzt steht in einer Ecke. Sein Anblick beruhigt dich. Er schlägt das Leintuch zurück. Erster Eindruck: Die Frau schläft. Ihre Augen sind geschlossen, die Haut ist weiß. Sie wirkt friedlich, als würde sie gleich die Augen aufschlagen und dich verschlafen ansehen.

»Leg deine Hand auf ihre Stirn.« Zögerlich streckst du deine Hand aus und berührst die Frau. Sie ist kalt. Wer so kalt ist, schläft nicht. »Halte dein Handgelenk vor ihre Nase. Du spürst keinen Atem.« Dann reicht der Arzt dir sein Stethoskop: »Höre auf ihr Herz.« Du hörst nichts. »Jetzt nimm die Lampe und öffne ihre Augen.« Du musst dich überwinden, ein Augenlid nach oben zu ziehen. Dann leuchtest du hinein: die Pupille weit und starr, das Augenlicht gebrochen. Kein Leben mehr darin. »Siehst du, die Pupille, sie reagiert nicht. Sie verengt sich nicht, wenn du hineinleuchtest.« Du siehst nur ein totes Auge und versuchst das Lid schnell wieder zu schließen. Gar nicht so einfach, ein kleiner Spalt bleibt immer offen. »Jetzt nimm ihren Arm.« Du zögerst. »Das gehört zur Leichenschau. Als Arzt muss ich sie durch-führen.«

Du hast diese Frau betreut und gern gehabt. Kannst immer noch nicht glauben, dass sie tot ist. Sie lag einfach am Morgen reglos in ihrem Bett. »Willst du sie nicht anfassen?« Die Frage des Arztes reißt dich aus deinen Gedanken. Du nimmst den kalten Arm. »Ihr Arm ist ganz steif.« Deine Stimme kommt dir hier unten unnatürlich laut vor. Natürlich weißt du, dass es sich um die Totenstarre handelt. Jetzt weißt du auch, wie sie sich anfühlt.

Dann schlägt der Arzt das Laken ganz zurück. »Hilf mir, sie auf die Seite zu drehen.« Er keucht, die Tote ist schwer. Du überwindest dich und fasst sie an. Die Starre hat sich schon ausgebreitet. Wieder diese Kälte. »Hier siehst du Leichenflecken.« Der Arzt deutet auf ein paar violette Flecken auf der Haut. Dann lässt er den Körper wieder absinken und tritt einen Schritt zurück. »Sieh sie dir an. Was denkst du?« Du hast es dir schlimmer vorgestellt. Aber in der nächsten Nacht hast du dann von der Toten geträumt: Du bist vor ihr davongelaufen.

Der Tod lässt dich nicht kalt. Ein Mensch. Versuche es nicht zu vergessen.

...
(10 Jahre später)

Vor dir liegt ein Berg aus Fleisch. Wo sollst du hier verdammt noch mal Blut abnehmen? Keine Venen, keine Arterien. Du klappst den Bauch nach oben und schnappst nach Luft. Dann punktierst du die Arterie. Den Zugang können sie oben legen. Von hinten tippt dir der Oberarzt auf die Schulter. Du musst noch einen Arztbrief schreiben. Die Schwester ruft dich. Der Patient mit der COPD bekommt keine Luft. Was sollst du als Erstes machen?

Am Besten, du holst dir erst mal einen Kaffee...

Willkommen
in der Notaufnahme!

M. C. Poetzsch, *Notaufnahme*,
DOI 10.1007/978-3-662-54096-1_2, © Springer-Verlag GmbH Deutschland 2017

Vor dem Eingang zählst du die Krankenwagen. So weißt du schon draußen, was dich drinnen erwartet. Zwischen den Blaulichtern stehen Taxis und manchmal schwarze Limousinen im absoluten Halteverbot. Irgendwie scheint es eine Abmachung zu geben. Oder einen Parkplatz für schwarze Autos. Du hast nur das Schild noch nicht gesehen. Wenn du dich an den Autos vorbeigekämpft hast, öffnet sich – wie von Zauberhand – per Lichtschranke die erste Tür.

Davor steht der »Wärter«. Das ist immer ein Mensch mit einer Zigarette. Der Wärter ist wahrscheinlich dein erster Patient heute und wartet auf dich. Er leidet an zunehmender Atemnot. Kannst du ihm helfen? Dann gehst du noch an den Sanitätern vorbei, die gerade ihre Wagen für die nächste Fahrt ausstatten und dabei rauchen. Andere laden Patienten ein oder aus.

Wenn sich die Schiebetür geöffnet hat, siehst du am Gesichtsausdruck der Pflegekraft am Empfang, wie viel los ist. Das Spektrum reicht von neutral bis hin zu totaler Verzweiflung. Im letzteren Fall ist es Montag. Ein Blick nach rechts und du siehst eine volle Wartehalle. Im Gang stapeln sich die Betten mit den Patienten.

Du hast es geschafft.

Du bist endlich angekommen. In der Notaufnahme.

Zeckenbiss, Polytrauma, Herzinfarkt, Lungenembolie und Psychosen. Schlaganfälle, Autounfälle, Krampfanfälle, Wutanfälle. Es gibt nichts, was es nicht gibt.

Dann geht es los. Atemnot, Durchfall, Panikattacke. Anfrage von draußen: intubierter Patient? Ablehnen! Isolierpflichtiger Patient? Wir haben keine Betten. Bravo! Irgendwann weißt du Bescheid: Du bist »The Wall«. Lässt nichts rein. Aber das dauert, bis du es kapiert hast. Denn am Anfang bist du motiviert und willst alles richtig machen. Deshalb machst du erst einmal alles falsch. Du kennst die Funknummer des Anästhesisten nicht und verwechselst den Chefarzt der chirurgischen Abteilung mit dem Hausmeister. Ständig nimmst du Patienten an. Bis du merkst: Wenn du es allen recht machen willst, machst du alles falsch.

»Du musst es anders angehen«, sagt dein Kollege: »91 Jahre, unklare Bauchschmerzen, verwirrt. Das klingt nach Arbeit. Blutentnahme durch Student. Röntgen-Reise mit Thorax, Bauch und Schädel-CT. Mittlerweile hat jemand ein freies Bett gefunden, und die Blutwerte sind da. Diagnose: unklarer Bauch oder Verdacht auf zerebrale Ischämie, je nach Bettenlage. Der Fall ist abgeschlossen, der Nächste bitte.«

Aber was passiert, wenn das Haus voll ist? Du bist allein und kannst niemanden abverlegen. Außerdem ist das Haus nicht voll, sondern vollkommen überfüllt, und alle sind am Anschlag. Du hast bei der Rettungs-leitstelle »um Verschonung« gebeten, aber trotzdem fahren die ganze Zeit Rettungswagen vor. Sie stehen mit isolierpflichtigen Patienten im Gang und behaupten, sie hätten vorher angerufen. Und wieso weiß niemand Bescheid? Was ist dann?

Dann ist das ein normaler Tag.

Willkommen in der Notaufnahme.

A

M. C. Poetzsch, *Notaufnahme*,
DOI 10.1007/978-3-662-54096-1_3, © Springer-Verlag GmbH Deutschland 2017

Erster Tag

Heute ist dein erster Tag in der Notaufnahme. Es gibt hier viele Räume und noch mehr Menschen. Alle sehen wichtig aus und laufen in verschiedene Richtungen. Du versuchst dir erst einmal einen Überblick zu verschaffen. Da schubst dich jemand zur Seite, ein Verletzter wird an dir vorbeigefahren. Du fällst fast über den ersten Patienten. »Weißt du, wer für meine Einweisung zuständig ist?«, sprichst du einen Kollegen an. »Einweisung?« – lachend zeigt er auf die Küche: »Hier gibt es den Kaffee. Ach, und der in Raum 3 ist quasi fertig. Das Labor steht noch aus. Für die anderen beiden habe ich ein Bett auf der Kardio reserviert. Einer ist noch unklar. Da solltest du mal den Oberarzt fragen. Ich muss dann los. Alles Gute.«

Du versuchst das Gesagte zu verstehen, da tippt dir der Oberarzt auf die Schulter: »Herzlich willkommen! Leider ist ein Kollege krank geworden, aber Sie haben ja schon Erfahrung. Wenn Sie Fragen haben, funken Sie mich an. Aber erst ab heute Nachmittag. Ich bin jetzt in einer Besprechung und muss dann auch früher gehen.« Er schiebt dich in einen Raum und schließt die Tür hinter dir.

Du stehst vor einem Bett mit einer älteren Frau. Was soll's, denkst du und stellst dich vor: »Guten Tag, ich bin Arzt. Wie kann ich Ihnen helfen?« »Hiiiiilfe!« Du schreckst zurück. Hast du irgendetwas falsch gemacht? »Haben Sie Schmerzen?« »Hiiilfe!« So viel zur Anamnese. Du nimmst dein Stethoskop und setzt es der Patientin auf die Brust. Du hörst ein Knarzen, Schlagen und Rauschen. Was ist das? »Hiiilfe!«, schreit sie erneut. Du zuckst zusammen. Da geht die Türe auf, und eine Krankenschwester kommt herein: »Hast du schon ein Bett? Wir brauchen den Raum.« »Ich weiß doch noch nicht mal, was sie hat«, entgegnest du. Die Schwester verdreht die Augen: »Sie kommt ungefähr einmal im Monat wegen Verdacht auf GI-Blutung. Leg' sie auf die Gastro. Draußen liegen noch fünf andere. Wenn du so weitermachst, wirst du nie fertig.«

Dann verlässt sie den Raum wieder, und du bist allein. Du siehst die Unterlagen durch, untersuchst die Patientin und befundest das EKG. Ihr Hausarzt ist nicht zu erreichen. Nach einer halben Stunde fasst du einen Entschluss: Du suchst ein Bett auf der Gastro und gehst ins nächste Zimmer.

Lernziele

Nach der Lektüre der Stichworte zum Buchstaben A kennst du ein wichtiges Medikament und weißt, dass du ansonsten noch Sauerstoff verwenden kannst; du lernst dich mit deinem Berufsbild zu identifizieren – das heißt, du findest dich damit ab; du kannst deine Arbeit priorisieren und versuchst Anamnesen zu erheben; bei Patienten mit Krankheiten, die mit dem Buchstaben A beginnen, weißt du, was zu tun ist; bei Symptomen mit den Anfangsbuchstaben B bis Z rufst du den Oberarzt.

Abmelden

Welches Stichwort mit A in der Notfallmedizin fällt dir spontan ein? Neben »Aua« und »Ausnahmezustand« kann es auch um das Abmelden gehen. Das Haus ist bis zum Rand voll, nichts geht mehr. Aber darfst du eine Notaufnahme überhaupt von der Notfallversorgung abmelden? Du kannst ja einen Patienten mit akuter Atemnot nicht einfach wegschicken. Nach der Erstversorgung kannst du ihn immer noch in ein anderes Krankenhaus verlegen.

In einer Stadt ist es bei kurzen Anfahrtswegen vielleicht sinnvoller, wenn der Rettungsdienst gleich ein Haus anfährt, das noch Patienten aufnehmen kann – eines, in dem nicht alle Intensiv- und Wachbetten belegt sind und wo nicht ein Arzt allein für 20 Patienten zuständig ist. Nur welches Krankenhaus soll das sein? Am besten, es gibt genügend Personal und Platz, damit es gar nicht zu einer Abmeldung kommt. Das ist die Theorie.

In der Praxis sieht es zum Dienstbeginn so aus: Alle Intensivstationen sind voll, alle Wachstationen auch. Niemand kann abverlegt werden. Es gibt keine Betten im Haus. Alle Anästhesisten stehen im OP. Also alles wie immer. Vielleicht hat der Oberarzt für die nächsten Stunden bei der Rettungsleitstelle um Verschonung gebeten. Und niemand wird so bescheuert sein, bei der Leitstelle anzurufen und sagen: »Hallo, wir haben vielleicht ein Bett frei. Schickt uns doch bitte einen Beatmungspatienten, am besten mit einer Sepsis. Den können wir dann zwei Tage in der Notaufnahme intensivmedizinisch betreuen, bis ein Wunder geschieht und ein Intensivbett frei wird oder der Patient auf eine Normalstation verlegt werden kann, oder bis kein Wunder geschieht und …«

Wie gesagt, niemand wird bei der Leitstelle anrufen. Die Hoffnung besteht, dass es ein ruhiger Dienst wird. Und die Hoffnung stirbt zuletzt. Aber wenn die anderen Häuser auch voll sind, dann wird es schwierig. Und schon stehen zwei Sanitäter mit einem isolierpflichtigen Patienten in der Notaufnahme, obwohl die so was von voll ist. Aber du nimmst den Patienten an, und die Pflege hasst dich dafür, und du hasst dich auch. Ihr seid angemeldet. Du bittest nicht um Verschonung.

Abrechnung

Der Tag der Abrechnung kommt bestimmt, auch in der Notaufnahme. Aber anscheinend noch nicht so bald. Es gibt nämlich keine eigenen Fallpauschalen zur Abrechnung für Leistungen in der Notaufnahme. Es gibt nur eine Pauschale für ambulante, stationäre oder prästationäre Patienten. Die für eine ambulante Behandlung ist aber so gering, dass das Krankenhaus bei jedem Patienten, der mit Ohrenschmerzen in die Notaufnahme kommt, ordentlich draufzahlt. Deshalb sollen möglichst alle Patienten stationär aufgenommen werden. Begründung: schwerste Ohrenschmerzen, kontinuierliche Gabe intravenöser Schmerzmittel erforderlich, Verdacht auf schwere Erkrankung – nehmen wir Hirnhautentzündung. Oder die Patienten werden in der Notaufnahme gebunkert – nach Überwachung am Monitor in der Notaufnahme geht es dem Patienten besser, Ausschluss einer Hirnhautentzündung, Ohrenschmerzen weg. Wäre der Mann mal zum Hausarzt gegangen, dann wäre er mit Schmerztabletten nach Hause gegangen. Wenn es dem Patienten seltsam vorkommt, dass er wegen seiner Ohrenschmerzen 24 Stunden am Monitor überwacht werden soll, dann möchte er vielleicht doch nach Hause gehen – das aber nur gegen ausdrücklichen ärztlichen Rat. Nicht weil sich irgendjemand Sorgen macht – Hallo! Ohrenschmerzen! Es geht um die stationäre Abrechnung. Oder der Patient hat von seinem Hausarzt eine Krankenhauseinweisung bekommen. Dann ist alles gut. Dann kann man den Fall prästationär abrechnen. In der Notaufnahme am besten nur mit dem Patienten reden, das soll auch manchmal helfen und kostet nix. Wenn du etwas übersiehst, bist du zwar selbst schuld, aber immerhin unschlagbar günstig.

Adenauer

» Keine Experimente!« (Slogan des amtierenden Bundeskanzlers Konrad Adenauer, CDU, im Bundestagswahlkampf 1957)

Der berühmte Slogan bezog sich zwar nicht auf die Medizin. Aber auch in der Notaufnahme solltest du keine Experimente durchführen und nur Medikamente verwenden, mit deren Einsatz du Erfahrung hast. Heißt das also, erst mal gar keine Medikamente zu geben? Vielleicht musst du es am Anfang ein wenig modifizieren. Sauerstoff hat relativ wenige Nebenwirkungen. Aber

Medikamente, die du nicht kennst und mit denen du keine Erfahrung hast, können deinen Patienten mehr schaden als nutzen.

Adrenalin

Vor deinem ersten Nachtdienst spürst du das Adrenalin ebenso wie bei einer Reanimation und im Schockraum. Es besetzt deine Rezeptoren, lässt dein Herz schneller schlagen, das Minutenvolumen und deinen Blutdruck ansteigen. Wenn du seit Stunden keine Pause gemacht hast und immer noch zehn Patienten warten, dann gibt dir Adrenalin Energie, indem es deinen Grundumsatz steigert. Wirst du nachts plötzlich zu einem Notfall gerufen, so erhöht es deinen Sauerstoffverbrauch, stellt Zucker bereit und erweitert deine Bronchien.

Spritzt du dir im Selbstversuch nur eine Zehnteldosis, bekommst du Herzrasen und ein Engegefühl in der Brust. Deshalb gibt es Adrenalin nur für schwerkranke Patienten: im allergischen Schock, zur Kreislaufunterstützung und bei Reanimationen. In den neuen Leitlinien aus dem Jahr 2015 zur Reanimation ist die Gabe von Adrenalin bei einem defibrillierbaren Rhythmus, also bei Kammerflimmern oder pulsloser ventrikulärer Tachykardie, etwas nach hinten gerückt. Erst nach der 3. Defibrillation 1 mg Adrenalin und 300 mg Amiodaron verabreichen. Weiterhin Adrenalin alle 3–5 Minuten. Außerdem kannst Du Adrenalin zur Blutstillung unterspritzen oder bei einer Anaphylaxie vernebeln.

In der Notaufnahme brauchst du es dir von außen nicht zuzuführen. Dein Körper produziert selbst genug Adrenalin. Doch Vorsicht! Es kann süchtig machen.

Allgemeinärzte

Sie arbeiten nicht nur in Praxen und stellen Krankschreibungen aus. Du triffst Allgemeinärzte auch in der Notaufnahme an. Wer sind die Typen, die zwar nicht mehr wissen, wie man einen Arztkittel anzieht, bei denen das ICU-Hemd aber am Bauch spannt?

Am Anfang freuen sie sich noch über Rückenschmerzen und versuchen sich Zeit zu nehmen, um mit Patienten zu reden. Doch spätestens wenn sie das erste Mal bei der Schwester einen Cappuccino mit extra Milchschaum bestellen, werden sie mit der harten Realität der Notaufnahme konfrontiert: »Die Kaffeemaschine ist in der Küche.« Die Pappbecher sind aus, und draußen warten zwanzig Patienten, davon zehn mit Rückenschmerzen, die anderen mit Sepsis oder Herzinfarkt.

Und dennoch – Allgemeinärzte sind auch Helden der Notfallmedizin: Sie verfügen über einen gesunden Menschenverstand und können mit Menschen sprechen. Sie haben vieles irgendwie schon mal gesehen und sind keine Spezialisten. Deshalb werden sie auch von niemandem ernst genommen. Als Generalisten sind sie in der Notaufnahme jedoch mehr und mehr gefragt.

Einen Facharzt für Notfallmedizin gibt es noch nicht. Aber wenn du Notfallmediziner werden möchtest, kannst du auch eine Ausbildung als Allgemeinarzt in Erwägung ziehen. Am besten vereinbarst du von Anfang an eine Rotation durch die verschiedenen Fachbereiche, die dich interessieren. Die Notaufnahme, am besten auch eine chirurgische, sollte dazugehören. Für Allgemeinärzte ist die Zeit in der Notaufnahme sehr lehrreich. Allgemeinmediziner weisen ja einen Großteil der Patienten dort ein.

Natürlich betrachten sich die Internisten als die wahren Notfallmediziner. Die Anästhesisten, die sich als die wahrhaftigen Notfallmediziner verstehen, belächeln dies jedoch nur milde. Von irgendwo springen dann noch die Chirurgen aus dem Rettungswagen und wollen sich auch ein Stück vom Notfallkuchen abschneiden. Da sich die zugehörigen medizinischen Fachgesellschaften wohl nie einigen werden, könnten die Allgemeinmediziner die neuen Notfallmediziner werden. Oder du gehst einfach nach England und machst eine richtige Ausbildung zum Notfallmediziner.

Anamnese

Die Anamnese ist immer noch das Wichtigste – auch in der Notfallmedizin. Dabei ist es gar nicht so einfach, einen Patienten 30 Sekunden lang sprechen zu lassen, ohne ihn zu unterbrechen. Probier es aus.

Offene Frage: »Wie kann ich Ihnen helfen?« Das ist besser als: »Sie haben also Brustschmerzen. Wahrscheinlich schon länger, oder?« Wenn noch zehn andere in der Warteschlange sind, wird dir eine halbe Minute verdammt lang vorkommen. Es lohnt sich aber.

Natürlich gibt es auch viele Patienten, die gar nicht mehr sprechen können. Dann gibt es die Fremdanamnese. Die Angehörigen haben oft wichtige Informationen. Wenn du Glück hast, ist auch der Hausarzt zu erreichen. Er kann dir bestimmt wertvolle weitere Auskünfte geben. Zum Beispiel darüber, ob eine ▶ Patientenverfügung vorliegt. Was ist der mutmaßliche Wille deines Patienten? Wie ging es ihm bisher? Der Hausarzt kann dir auch Arztbriefe und eine Medikamentenliste faxen.

Auch bei der Notarztübergabe gibt es eine Anamnese. Hier bekommst du wichtige Informationen. In dieser Zeit sollte nur der Übergabearzt sprechen und der Patient gerade nicht umgelagert werden. Am besten wiederholst du nach der Übergabe die wichtigen Informationen. Hierzu gibt es das SAMPLE-Schema.

Anamnese: SAMPLE-Schema

Symptome
Allergien
Medikamente
Präexistente Erkrankungen / »Pregnancy«
Letzte Mahlzeit
Ereignishergang / »Environment«: Was ist genau passiert? Wie kam es zum Unfall? Wo wurde der Patient aufgefunden?

Beispiel
»Also, ich wiederhol noch mal: Der Patient hat initial über Brustschmerzen geklagt. Er hat keine Allergien, er nimmt keine Medikamente, es sind keine Vorerkrankungen bekannt. Wir wissen nicht, ob er nüchtern ist. Seine Frau hat ihn auf dem Bett liegend gefunden, da war er noch ansprechbar, aber kaltschweißig. Die Wohnung war ziemlich vermüllt. Auf dem Transport war er stabil.«

Anästhesisten

Die Typen mit den Bärten, die nicht sprechen, sondern nur brummen, die so aussehen, als hätte sie jemand aus dem Zelt in Alaska gezerrt und direkt in den OP hineingeworfen, die mit den Kaffeeflecken auf der Hose, die stundenlang bei einer Narkose sitzen und dabei vollkommen zufrieden auf ihrem Handy Solitaire spielen, um dann blitzschnell einen ZVK zu legen – das sind meistens Anästhesisten.

Hast du mal versucht, jemanden zu intubieren, und nichts gesehen? Keine Luftröhre, keine Speiseröhre, überhaupt keine Röhre? Du bebeuteltest den Patienten und versuchst dabei, gelassen zu bleiben, bis endlich der Anästhesist auftaucht. Er grunzt, dann rammt er dem Patienten den Tubus rein. Dann grunzt er noch einmal und verschwindet so plötzlich, wie er gekommen ist. Du siehst ihn in einer Wolke aus Lachgas verpuffen. Du hättest ihn umarmen können. Aber das hätte ihn wahrscheinlich so verwirrt, dass er dich auch noch in Narkose versetzt hätte.

Du solltest dich mit den Anästhesisten gut stellen. Sie sprechen zwar wenig, sind aber nett und können dir im Notfall helfen. Du weißt nie, wann du sie brauchst.

Angehörige

Angehörige wollen immer etwas. »Wo gibt es denn hier etwas zu trinken? Die Oma hat so Durst.« Vorwurfsvoll blickend stehen sie mit leeren Pappbechern vor dem Patientenzimmer.

Es gibt Angehörige, und es gibt viele Angehörige. Sie versuchen dann alle gleichzeitig mit dem Patienten ins Zimmer zu gelangen, scheitern aber an den strengen Pflegekräften: Nur *ein* Angehöriger pro Patient. Der Rest muss draußen warten. Zum Dienstbeginn quillt das Wartezimmer über. Ist so viel los heute? Aber die Schwester beruhigt dich: »Sind alles nur Angehörige.«

Andere Angehörige kommen zu zweit oder nacheinander, weil sie untereinander zerstritten sind. Der erste erzählt, er sei zwar nicht der gesetzliche Betreuer, aber seine Schwester, Tante, Cousine oder der Herr Maier würde sich überhaupt nicht um die Oma kümmern. Natürlich sieht der Bruder das ganz anders. Zur Bestätigung kommt auch noch der Cousin, der darum bittet, gleich den Hausarzt anzurufen. Der ist aber leider gerade nicht zu erreichen. Schließlich ruft eine sehr gute Freundin an, um sich einfach mal über den Zustand der Patientin zu erkundigen und mitzuteilen, dass sie immer sehr lebenslustig war, aber auf keinen Fall eine Dialyse möchte.

Angehörige stellen Fragen und Ansprüche, haben Forderungen und wollen vor allem eines: deine kostbare Zeit. Und die solltest du ihnen geben. Wenn du einen Notfall hast, dann werden sie das verstehen. Aber du solltest versuchen, mit ihnen an einem ruhigen Ort zu sprechen und auf ihre Fragen einzugehen. Du wirst bestimmt auch mal ein Angehöriger sein.

Arbeitsunfall

Herr Müller hat nicht gut geschlafen. Ständig gingen ihm die Bilanzen vom letzten Jahr durch den Kopf. Er ist unkonzentriert. Und dann passiert es: Beim Abheften eines Blattes passt er nicht auf. Mit dem Rand des rasiermesserscharfen DIN-A4-Papiers durchtrennt er sich die Haut an der Fingerkuppe seines linken Zeigefingers. Noch bevor er es selbst realisiert, melden die Schmerzsensoren seiner Haut »Gefahr!«, und er zieht reflexartig seine Hand zurück. Doch es ist zu spät: An der Fingerkuppe seines Fingers klafft ein mindestens 5 mm langer und 2 mm tiefer Schnitt, aus dem ein Blutstropfen hervortritt und auf das weiße Papier tropft.

Zum Glück ist ein Arbeitskollege Rettungssanitäter und Herr Müller wird in die Notaufnahme gebracht, wo er die notwendige Erstversorgung erhalten kann. Die besteht in der Applikation eines sterilen Wundverbandes (Pflaster) und der fachgerechten Dokumentation: zweifache Ausfertigung des Unfallberichts, Arbeitsunfähigkeitsbescheinigung, ausführliche Aufklärung, Dokumentieren des Impfschutzes. Die Schwester klebt das Pflaster, du die Etiketten.

Du fertigst also einen Arbeitsunfallbericht an. Die wichtigste Frage lautet nicht: »Haben Sie Schmerzen?«, sondern »Wann haben Sie heute angefangen zu arbeiten und wann hätten Sie aufgehört, wenn Sie sich nicht in den Finger geschnitten hätten?« Interessiert tippst du die Zeiten in die Eingabemaske. Dann geht es weiter, tippen, suchen, warten. Überprüfen der Daten. Wenn etwas fehlt, bist du dafür verantwortlich. Ist die Unfallkasse angegeben? Seit wann arbeitet der Beschäftigte in dem Betrieb? Vollständige Adresse? Telefonnummer?

Alle nicht vollständig ausgefüllten Unfallberichte gehen an den Arzt zurück. Dein Job ist es dann, bei dem Patienten anzurufen: »Guten Tag, Herr Müller, hier ist der Arzt aus dem Krankenhaus, der kurz ihren Finger gesehen hat und dann am Computer saß. Ich müsste noch wissen, wann Sie aufgehört haben zu arbeiten, wenn Sie sich nicht in den Finger geschnitten hätten, und seit wann Sie in Ihrem Betrieb arbeiten? ... Wie bitte? Ach, Sie sind gar nicht Herr Müller. Gut, dann google ich Ihren Namen weiter.«

Wenn es dir zu peinlich ist, schicke einen Brief. Oder frag einen erfahrenen Kollegen. Er wird dir antworten: »Schschscht« (▶ Schschscht).

Ärzte

Ihr geht zur Arbeit und versucht Euch normal zu unterhalten. »Heute habe ich gar keine Lust«, sagt die hübsche Kollegin. Du schließt dich ihr an: »Gestern bei einem Patienten habe ich mich gefragt, warum es so nach Zwiebeln und Kohl riecht. Ich bin da sonst nicht so, aber als ich ihn abhörte, hatte ich kurz einen Brechreiz.« »Den hatte ich gestern auch«, antwortet sie. »Kannst du dich an den Ileus erinnern? Die Chirurgin hat die Frau manuell ausgeräumt. Ich habe sie dabei auf die Seite gedreht. Ich musste ein bisschen würgen.« »Hat sie die Kotsteine herausholen können?«, fragst du lächelnd und kramst dabei die Chipkarte für die Umkleide aus der Tasche. »Nein, es war eher so matschig, gar nicht fest. Aber sie hat mit ihrer Hand eine Menge herausbekommen«, entgegnet sie. »Hat es geholfen?«, willst du wissen. »Nein. Sie ist leider…«

Ihr steht vor der Umkleide. Du überlegst, ob du der Kollegin noch ein Kompliment machen sollst. Irgendwie findest du nicht die richtigen Worte: »Bis gleich.« Dann gehst du dich umziehen.

Wolltest du mal die Welt retten? Oder war dir schon immer klar: Hüft-TEP rein, Hüft-TEP raus. Die so drauf waren, haben im Präp-Kurs besonders gut aufgepasst. Die anderen versuchten irgendwelche Ethikkurse zu belegen oder interessierten sich für Traditionelle Chinesische Medizin. Fest steht: Das Studium hat dich auf gar nichts vorbereitet. Erst im Praktischen Jahr wirst du mit Patienten konfrontiert, vor allem bei der morgendlichen Blutentnahme.

Nach einem Jahr morgendlichen Anzapfens, Röntgenbesprechungen und ausgefallenen Fortbildungsveranstaltungen geht es dann los: Jeder macht das, was er schon immer tun wollte. Wer Innere machen will, macht halt Innere. Die, die Hüft-TEPs interessieren, werden Orthopäden. Vielleicht hast du auch zu viel *Emergency Room* geschaut und bist deshalb hier. Aber was auch immer deine Pläne waren, jetzt bist du in der Notaufnahme. Und hier kannst du einiges erleben.

Assistenzarzt

Die Hierarchie ist klar. Oben steht der Chefarzt, dann kommt der Oberarzt. Seit es keinen Arzt im Praktikum (AIP) mehr gibt, ist die nächste Stufe abwärts der Assistenzarzt. Wer hat sich eigentlich diese blöde Bezeichnung ausgedacht? Da studierst du sechs Jahre und dann bist du »Assistent«. Warum bist du nicht einfach ein Arzt? Vielleicht damit du nicht auf dumme Gedanken kommst und fragst: Was ist eigentlich Weihnachtsgeld? Oder: Warum sind meine Dienste immer nur Bereitschaftsdienste? Du bist eben nur ein Assistent.

Gerechterweise sollte man für andere Hochschulabgänger vergleichbare Ausdrücke einführen: »Assitenzarchitekt«, »Bauingenieurassistent« oder »Diplom-Physiker-Assistent«. Aber der Trend geht leider eher zum »Assitenzfacharzt« und »Oberarzt-Assistenten«.

☞ Atemnot

Ist dein Patient blau und japst nur noch? Dann verschiebst du die Verschlüsselung der Diagnose »Schnittwunde kleiner Finger« am besten auf später. Erst mal musst du herausfinden, was los ist:

> ❯ **Warnzeichen bei der Ersteinschätzung sind eingeschränkte Vigilanz, Zyanose und unzureichende Atemarbeit.**

Wenn Dein Patient noch mit dir sprechen kann, erhebe eine Anamnese! Wie ist es zu der Atemnot gekommen? Gab es Auslöser? Wie hat sie sich entwickelt? Bestehen zusätzlich Brustschmerzen, Fieber, Husten, Hämoptysen? Welche Vorerkrankungen hat der Patient? Welche Medikamente nimmt er?

Dann schnappst du dir du dein Stethoskop und hörst auf Herz und Lunge:
- Hörst du einen Stridor? Dann ist da womöglich ein Fremdkörper, oder es liegt eine Anaphylaxie vor.
- Giemen? Dann liegt möglicherweise ein Asthmaanfall oder eine infektexazerbierte COPD vor. Aber auch ein Lungenödem kann giemen (reflektorischer Bronchospasmus). Rasselgeräusche können auf eine Pneumonie oder ein Lungenödem hinweisen.
- Abgeschwächte Atemgeräusche können bei schwerer COPD oder schwerem Asthma vorliegen. Wenn du auf einer Seite der Lunge gar nichts hörst, kommt ein Pneumothorax oder ein Pleuraerguss in Frage.
- Die Lunge klingt normal? Zieh eine Lungenembolie, ein Koronarsyndrom, die Psyche oder andere Ursachen in Betracht.

Außerdem: Wie sind überhaupt die Vitalzeichen deines Patienten? Besteht ein Herzgeräusch? Wie ist die Blutgasanalyse? Hat der Patient eine Anämie? Was zeigt das EKG? Besteht eine Rhythmusstörung? Wie sieht der Bauch aus? Was siehst du im Röntgenbild?

Die zu ergreifenden Maßnahmen richten sich nach der Ursache der Atemnot. Aber wenn es dem Patienten besser geht, dann kannst du dir erst einmal seine Unterlagen anschauen: Gibt es Vorbriefe? Patientenverfügung? Tumorerkrankung?

Verschlechtert sich der Zustand? Dann sollte jemand schon mal auf der Intensivstation anrufen, Intubationswagen und Hilfe holen. Etwas später in die Mittagspause gehen.

Differenzialdiagnosen Atemnot

»Three A's, four P's, three C's«:

Airway obstruction, **A**naphylaxis, **A**sthma

Pneumothorax, **P**ulmonary embolism, **P**ulmonary edema, **P**neumonia

Cardiogenic pulmonary edema, **C**ardiac ischemia, **C**ardiac tamponade

B

M. C. Poetzsch, *Notaufnahme*,
DOI 10.1007/978-3-662-54096-1_4, © Springer-Verlag GmbH Deutschland 2017

Zweiter Tag

Nach deinem ersten Dienst bist du fix und fertig nach Hause gewankt und ins Bett gefallen. Dein Kollege war krank gewesen, der Oberarzt nicht erreichbar, und die Pflegekräfte haben dich nur angemotzt. Du hast dich total überfordert gefühlt. Irgendwie ist es dir trotzdem gelungen, deine Patienten zu versorgen. Oder genauer gesagt: Es ist niemand gestorben.

Du hattest dir fest vorgenommen, nach Dienstschluss bei einigen Erkrankungen noch mal nachzulesen. Leider bist du mit dem Buch in deinen Händen eingeschlafen. Nachts hattest du unruhige Träume, in denen jemand ständig »Hiiiilfe« schrie. Am Morgen warst du auch nach zwei Bechern Kaffee noch nicht richtig wach. Jetzt bist du wieder hier. Es ist erstaunlich ruhig. Ärzte und Pflege sitzen in der Küche beim Frühstück. Du stellst dich vor und setzt dich zu ihnen. Alle brechen ständig in hysterisches Gelächter aus. Du verstehst zwar nur die Hälfte der Witze, aber es scheint ganz lustig zu sein. Dann nimmt dich der Oberarzt mit und führt dich durch die Aufnahme.

Lernziel

Du lernst die Grundzüge der Politik im Haus kennen, insbesondere die Bettenpolitik. Die wichtigste Regel: Es gibt keine Betten. Außerdem stellst du fest, dass du nicht nur für Patienten und Betten zuständig bist, sondern auch für alles andere.

Bereitschaftsdienst

Das ist die Zeit, in der du als Arzt für mehr Arbeit weniger Geld bekommst. Meist nachts oder am Wochenende. Zeiten, zu denen jeder gern arbeiten möchte. Jetzt bloß nicht an Schweden denken.

Bereitschaftspraxis

Eine Bereitschaftspraxis ist der Ort, wohin du die Hälfte der Patienten in deiner Notaufnahme gerne schicken würdest. Die Frau mit den Kopfschmerzen seit 2 Jahren, der junge Mann mit Übelkeit nach Alkoholgenuss. Oder die freundliche ältere Dame, die nur ein Rezept für ein Antibiotikum braucht. Sie wartet deshalb schon seit 3 Stunden in der Notaufnahme, weil die Patienten mit dem Herzinfarkt, dem Schlaganfall und dem schweren Verkehrsunfall vor ihr dran sind. Sie versteht das auch. Was aber keiner versteht: Wieso gibt es keine Bereitschaftspraxis in deiner Notaufnahme, wieso gibt es auch keine in der Stadt und wieso schicken die Ärzte aus der anderen Bereitschaftspraxis – weit weg! – trotzdem jeden Patienten zu dir in die Notaufnahme? Das musst du nicht verstehen, du bist nur ein Arzt. Deshalb stellst du das Rezept aus, es ist bereits Nachmittag, und schreibst das Wort »Bereitschaftspraxis« ganz oben auf deinen Wunschzettel.

Betten

In manchen Krankenhäusern gibt es eigene Bettenmanager. Sie haben die Übersicht über die aktuelle Situation im Haus. Sie können Betten finden, die es eigentlich nicht gibt. Bettenmanager kennen geheime Gänge, in die man Patienten legen kann. Verborgene Räume, unbekannte Ecken, geheime Krankenhausflure. Sie wissen, wie man aus einem Arztzimmer ein Mehrbett-zimmer macht, sie können Schrankbetten, Besenkammern und Feldbetten rekrutieren…

In deinem Krankenhaus gibt es keinen Bettenmanager? Es gibt ohnehin keine freien Betten. Im Computer existiert eine Liste, auf der sieht es gar nicht so schlecht aus: Fünf freie Betten hier, noch zehn chirurgische da. Tatsächlich ist dann aber immer alles anders.

Vielleicht wirst du es an einem Wochenende nicht mehr aushalten. Ge-kommen bist du noch mit einem Lächeln. Doch nach 2 Stunden Suchen ist es in deinem Gesicht eingefroren. »Hallo, die Notaufnahme. Habt ihr ein Bett? Nein? Aber in der Liste steht… Ach so, gesperrt, aber ich dachte, die andere Station… ach so, die auch… nein, auf der 15 hab ich schon angerufen… ihr seid nicht zuständig? …Ja gut, dann versuche ich es da einmal…«

Bettensuchen – eine schier unlösbare Aufgabe, die eine hohe Belastbar-keit, Frustrationstoleranz und Beharrlichkeit erfordert. An einem Wochen-ende hast du es mal nicht mehr ausgehalten und den Oberarzt angerufen. Er ist dann gekommen, »um die Station aufzuräumen«. Eine Stunde später herrschte Chaos. Mit gewisser Genugtuung hörst du ihm beim Telefonieren zu: »Ach so, ihr seid gesperrt … aber wieso habt ihr dann? … Verstehe … aber auf der 15 … ach so, auch gesperrt … aber … noch putzen … verstehe…« Doch dann dreht er das Ding: Plötzlich schreit er in den Hörer. Pause. Erneutes Schreien. Längere Pause. Längeres Schreien. Das geht eine Weile so. Dann hat er es geschafft: Er hat ein Bett gefunden. *Ein* Bett.

> 1. **Es gibt keine Betten.**
> 2. **Das ist nicht dein Problem.**
> 3. **Eigentlich.**

Blaulicht

Vielleicht wirst du als Arzt in einer Notaufnahme auch als Notarzt unterwegs sein. Zum Einsatz fährst du immer mit Blaulicht. Wenn der Patient dann eingeladen ist, musst du sagen, wie es zurückgehen soll: Wenn der Patient sehr krank ist und du schnell in das Krankenhaus willst, sagst du »dunkelblau«. In diesem Fall solltest du dich anschnallen, denn der Fahrer wird alles geben. Der Rettungswagen ist nicht der neue BMW, seine Kurvenlage gewöhnungsbedürftig, jedes Schlagloch spürst du als Schlag. Keine Angst, das plötzliche Kratzen am Autodach ist nur die Antenne des Wagens, die am Dach der Notaufnahme kratzt. Das bedeutet: Ihr seid da. Ist der Patient nicht so krank, aber du hast einfach keine Lust, im Stau zu stehen, und willst zum Mittagessen zurück sein, sagst du »hellblau«. Dann geht es gemütlich mit Blaulicht zurück.

Spezialisten kennen verschiedene Blauabstufungen – vom »verschärften Dunkelblau« bis zum »bläulichen Hell«, je nachdem was die Lage gerade erfordert. Für manche verhinderten Rennfahrer gibt es nur *eine* Sorte Blau, und die ist so dunkel, dass dir schwarz vor Augen wird. Renngurte anlegen und beten.

Blutentnahme

Die Blutentnahme ist wichtig für das ▶ Placement:
— Auffällige Laborwerte → internistischer Patient
— Keine Blutentnahme oder normale Werte → chirurgischer Patient oder Entlassung
— Chirurgische Patienten mit auffälligem Labor gehen in den OP oder können internistisch geturft werden (▶ Turf).

Irgendwann wurde im Zuge der Aufgabenumverteilung (Arzt übernimmt zusätzliche Aufgaben, dafür übernimmt keiner die Verantwortung) auch die Blutentnahme eine ärztliche Aufgabe. Jetzt heißt es: Nur wer gut Blut abnehmen kann, ist auch ein guter Arzt. Einmal am Tag hörst du einen Patienten sagen: »Jetzt kommt der Blutsauger« oder »Sind Sie der Vampir?« Ist es unhöflich, darüber nicht mehr zu lachen?

Bounce

Wenn beim vermuteten Schlaganfall im CCT nichts herauskommt und der Neurologe plötzlich merkt, dass der Patient erhöhte Entzündungszeichen hat und nur verwaschen spricht, weil er ausgetrocknet ist, dann gibt es einen Bounce. Der Begriff entstammt dem Buch ▶ House of God und bedeutet Aufprall oder Zurückschnellen. In der Notaufnahme steht er hierfür: Dein Patient, den du eigentlich loswerden wolltest, kommt wieder zurück. Du musst dir eine neue Diagnose ausdenken, zum Beispiel Harnwegsinfekt mit Harnstau.

Briefe

Zum Glück musst du in der Notaufnahme keine langen Briefe schreiben. »Sie hatte eine Pneumonie, die wir mit einem Antibiotikum behandelten. Jetzt ist sie wieder gesund und geht deshalb nach Hause.« Damit ist alles gesagt. Brisante Einleitung, dann gleich der Höhepunkt: Antibiotikum. Schließlich wird die Spannung aufgelöst und es kommt zur Katharsis: Der Patient geht nach Hause.

Aber wenn du übermüdet bist oder schlichtweg keine Zeit hast, kann sogar das schwierig werden. Dann heißt es schon mal: »Heute morgen Bett aufgestanden passager Schwindel zittrige Beine. Mann dereit hier Station. RR Schwankunegn bekannt, tendenezicll Depressiv Medilkamente nimt sie nicht ein.«

Wie anstrengend muss dieser Nachtdienst gewesen sein: Du siehst am nächsten Tag eine Patientin, die sich in der Nacht mit »unklarem Schulterschmerz« vorgestellt hat. Weil ihre Beschwerden noch nicht gebessert sind, sucht sie am nächsten Tag noch einmal die Notaufnahme auf. Du liest dir den Arztbrief durch, den die Kollegin aus dem Nachtdienst geschrieben hat. Aus der Patientin ist ein »Pateintini« geworden, der »beriets« vor einigen Jahren unter diesen Schmerzen gelitten hat. Die »Beweglichekti« ist eingeschränkt, sogar »schemrzhaft«, die »Beweglichekit« im Ellenbogen ist dagegen nicht eingeschränkt, jedoch auch »schemrzhaft«. Empfehlung: eine »Schmerztherapaie«. Der Brief geht natürlich an den »Huasarzt«.

Tipp

Textbausteine für Arztbriefe anlegen. Zum Beispiel »Modul Rückenschmerzen«: »Der Patient stellte sich mit *Rückenschmerzen* vor, die bereits seit 3 Jahren bestehen und schon mehrfach bei Kollegen aller Fachrichtungen abgeklärt wurden. Auch in der Notaufnahme ergaben sich keine neuen Erkenntnisse. Wir empfehlen eine ambulante Vorstellung beim Hausarzt.« Für den nächsten Patienten einfach Rückenschmerzen durch Kopfschmerzen ersetzen – fertig. Oder: »Der Patient stellte sich mit *Schwindel* vor. ...« Bei bestimmten Diagnosen ist jedoch Vorsicht geboten. »Der Patient stellte sich mit *Myokardinfarkt* vor, die bereits seit mehreren Jahren bestehen...« Oder: »Der Patient stellte sich mit *Schlaganfall* vor, die bereits...«

Ausnahme

»Der Pateintini stellte sich mit schemrzhaft Beweglichekti der Schulter vor. Wir empfehlen Schmerztherapaie und ambulante Vorstellung beim Huasarzt.« Das ist der Textbaustein für Neujahr.

Broken-Heart-Syndrom

Es muss ja nicht immer ein Herzinfarkt dahinterstecken, manchmal ist es »nur« Liebeskummer – auch wenn dein Patient über typische Beschwerden mit Brustschmerzen und Atemnot klagt. Selbst im EKG sieht es aus wie ein Infarkt, sogar die Herzenzyme sind erhöht. Nur findet sich im Herzkatheter keine Verengung der Gefäße. Auslöser sind oft akute emotionale Ereignisse. Das muss nicht der Tod eines Angehörigen sein oder heftiger Liebeskummer (daher der Name Broken-Heart-Syndrom). Auch ein Lottogewinn kann einen ziemlich aufregen. Durch die Ausschüttung von Katecholaminen im Körper kommt es zu einer vorübergehenden Funktionsstörung des Herzmuskels. Die Herzspitze sieht dann »wie aufgepumpt« aus, daher die Bezeichnung »apical ballooning«. Bei den Kardiologen ist das Broken-Heart-Syndrom besser bekannt unter dem Namen Tako-Tsubo-Kardiomyopathie. Vorsicht! Wenn der Herzmuskel nicht vernünftig arbeitet, können Komplikationen auftreten wie bei einem Herzinfarkt, mitunter ventrikuläre Tachykardien oder gar ein kardiogener Schock. Also nur die Tränen zu trocknen hilft nicht. Und wenn du bei Angina pectoris, EKG-Veränderungen und positiven Herzenzymen zu Taschentüchern greifst anstatt zum Telefonhörer, um den Kardiologen anzurufen, dann hast du den falschen

Job. Oder leidest du an einer anderen seltenen Erkrankung? Dem Alice-im-Wunderland-Syndrom vielleicht? Das führt dazu, dass du deine Umgebung zeitweise verändert wahrnimmst: Halluzinationen, verändertes Zeitgefühl, veränderte Wahrnehmung des eigenen Körpers – wie man sich auch nach 3 Nachtdiensten fühlt. Höchste Zeit für eine neue Erkrankung: das Notaufnahmesyndrom!

Bürokratie

Ohne Anmeldung geht erst mal gar nichts. Solange der Patient nicht im Computer erfasst ist, können keine Briefe geschrieben werden oder Röntgen-Untersuchungen laufen. Wenn es dann endlich so weit ist, wird es erst richtig kompliziert: Das Nähen einer Platzwunde dauert zum Beispiel meist wenige Minuten. Die Dokumentation dauert dreimal so lange. Manchmal ist die Wunde von der Pflege schon versorgt. Du wirfst nur einen Blick darauf. Danach ist dein Platz nicht beim Patienten, sondern am Computer.

Manchmal wird man dich verwundert fragen, was du da die ganze Zeit machst. Bist du eine Schreibkraft, ein Computerspezialist oder einfach ein Nerd? Nein, du bist Arzt. Zunächst der Brief. Du tippst schnell, verwendest Eingabemasken. Aber trotzdem schreibst du einen Brief, druckst ihn aus, unterschreibst ihn.

Für das Verschlüsseln der Diagnose bist du zuständig. Du gibst sie ein, der Computer sucht, du wartest, erneutes Eingeben. Du bist müde. Dann das Verschlüsseln der Leistungen: Eingeben, warten, suchen, verschlüsseln. Du drehst dich um – der Patient ist schon gegangen. Egal, du schreibst weiter. Wenn du Pech hast, ist es ein ▶ Arbeitsunfall. Das erfordert weitere ausführliche, genaue Dokumentation. Handelt es sich zum Beispiel um einen Stromunfall, gibt es einen Extra-Dokumentationsbogen, der zusätzlich zum Arztbrief angelegt werden muss.

Und es gibt noch viele weitere Bögen. Etwa die Aufklärungen für geplante Untersuchungen. Sie werden immer länger und komplizierter. Du musst alles mit dem Computer ausdrucken und dabei gegen »Druckerweichen« und »schwere Systemfehler« kämpfen. Sehnsüchtig denkst du an einen riesigen Papierschredder. Darin werden alle Dokumentationsbögen, DRG-Systeme und die gesamte IT-Abteilung des Krankenhauses mal so richtig durchgeschreddert. Bis unten nur noch eine weiße Masse herauskommt. Gerührt und nicht verschlüsselt.

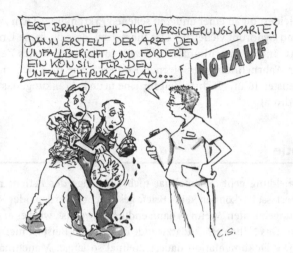

■ Abb. B1

☞ Bauchschmerzen

Sind Bauchschmerzen chirurgisch oder internistisch? Manchmal sind sie auch gynäkologisch oder urologisch, und bei bestimmten Patienten können sie auch neurologisch sein. Deshalb lautet die Antwort: Bauchschmerzen sind interdisziplinär!

Egal welcher Fachabteilung du angehörst, du führst natürlich eine ausführliche Anamnese durch, fragst nach Vorerkrankungen, Medikamenten und Allergien. Wie ist die Qualität des Schmerzes, wo und seit wann besteht er? Hat dein Patient Fieber? Wie sind seine Vitalzeichen? Du untersuchst den ganzen Patienten (auch rektal) und schaust dir das EKG an, auch wenn es sich um einen »chirurgischen Bauch« handelt. Du brauchst ein Labor mit Blutbild, Entzündungszeichen, Laktat und was dir sonst noch wichtig erscheint (z. B. Cholestaseparameter oder Amylase). Eine Urinuntersuchung gehört dazu sowie ein Schwangerschaftstest bei allen Frauen im gebärfähigen Alter.

Ist der Bauch bretthart und sieht der Patient sehr krank aus, dann handelt es sich wahrscheinlich um ein akutes Abdomen. Das ist eine Beschreibung von Symptomen wie akuten Bauchschmerzen mit Kreislauf- und Darmfunktionsstörung, beginnenden Schockzeichen und potenziell lebensbedrohlich. Du musst handeln. Ruf den Chirurgen an. Je nach Schmerzlokalisation und -charakter kommt eine lange Latte von Erkrankungen in Betracht, darunter Appendizitis, Cholezystitis, Divertikulitis. Eine Nierenkolik kann höllische

Schmerzen verursachen. Die Pankreatitis ruft einen gürtelförmigen Schmerz hervor, Reflux oder ein Ulkus eher Schmerzen im Epigastrium. An ein Aorten-aneurysma denken! Eine Darmischämie verursacht starke Schmerzen mit einem eventuell symptomfreien (stummen) Intervall (Laktat und D-Dimere bestimmen). Die Darmgeräusche sind aufgehoben bzw. abgeschwächt. In diesem Zusammenhang denkst du gleich an den Ileus, der auch abgeschwächte oder aber hochgestellte Darmgeräusche verursacht. Des Weiteren ist ein Milz-oder Niereninfarkt (Vorhofflimmern?) denkbar.

Gynäkologisch kommen eine Extrauteringravidität, eine rupturierte Ovarialzyste und eine Adnexitis in Betracht, urologisch zum Beispiel ein akuter Harnverhalt. Und dann gibt es ja auch »einfach mal« eine Gastroenteritis, eine Obstipation, Meteorismus oder psychosomatische Bauchschmerzen. Das kann alles ziemlich weh tun. Deshalb musst du diese Erkrankungen genauso ernst nehmen.

Auf jeden Fall hilft es dir weiter, wenn du einen Schallkopf in die Hand nimmst. Im Röntgen-Abdomen sieht man Spiegel bei Ileus oder freie Luft bei einer Perforation. Oder lieber gleich ein CT? Es gibt viel zu tun. Dann hast du alles abgearbeitet und stellst fest: Dein Patient leidet an »Übelkeit nach Alkoholkonsum«. Das macht dich nur stark.

☞ Bewusstseinsstörung

Stupor, Sopor, Koma, Somnolenz – diese Begriffe werden unterschiedlich gebraucht. Unter Somnolenz kann sich jeder noch etwas vorstellen: schläfrig, aber erweckbar. Der Unterschied zwischen Sopor und Koma führt manchmal zu Verwirrung.

Einfacher und genauso korrekt ist es, dich auf die Einteilung »bewusstseinsklar (wach)«, »bewusstseinseingetrübt« und »bewusstlos« zu beschränken. Eine Einschränkung der Wachheit oder Vigilanz bezeichnet man als quantitative Bewusstseinsstörung. Für die Einschätzung einer Bewusstseinsstörung kannst du den Glasgow Coma Scale (GCS; ☐ Tab. B1) verwenden. Ein GCS-Wert unter 8 gilt als gefährlich. Der GCS diente ursprünglich zur Einteilung des Schädel-Hirn-Traumas (SHT). Bei einem Punktwert von 15–13 liegt ein leichtes SHT, bei 12–9 ein mittelschweres und bei 8–3 Punkten ein schweres SHT vor.

Eine *qualitative* Bewusstseinsstörung hingegen beschreibt Störungen der Bewusstseinsinhalte, zum Beispiel Verwirrung oder Desorientiertheit, wie sie

B

◘.Tab. B1 Glasgow Coma Scale (GCS)

Augenöffnen	Spontan	4
	Auf Aufforderung	3
	Auf Schmerzreiz	2
	Kein Augenöffnen	1
Verbale Reaktion	Orientiert	5
	Desorientiert	4
	Unzusammenhängende Wörter	3
	Unverständliche Laute	2
	Keine	1
Motorische Reaktion	Befolgt Aufforderung	6
	Gezielte Schmerzabwehr	5
	Ungezielte Schmerzabwehr	4
	Beugemechanismen	3
	Streckmechanismen	2
	Keine	1

unter anderem beim Delir oder psychiatrischen Erkrankungen auftreten können. So viel zur Einteilung.

Jetzt zu den Ursachen:

— *Kopf*: Ein bewusstseinsgestörter Patient mit einem Schädel-Hirn-Trauma braucht ein Schädel-CT! Daneben gibt es andere neurologische Ursachen wie Schlaganfall, epileptischer Anfall (postiktisch oder Status) und Hirnblutung, die gegebenenfalls ein CCT und ein CT-Angio erfordern. Hat der Patient Fieber, dann denke an die Meningitis. Außerdem kommen psychiatrische Erkrankungen wie zum Beispiel Katatonie oder Psychose in Betracht.

— *Metabolisch/endokrinologisch*: Stoffwechselprobleme wie Hypo- oder Hyperglykämie, Elektrolytentgleisungen, hepatisches oder urämisches Koma, thyreotoxische Krise und Myxödem-Koma; außerdem Hypophysen-vorderlappen- und Nebennierenrinden-Insuffizienz (Morbus Addison).

— *Intoxikation:* Eine Intoxikation mit Alkohol (C2-Intoxikation) ist in
— der Notaufnahme sicherlich eine häufige Ursache für eine Bewusstseins-
störung. Daneben kommen Drogen und Medikamente in Betracht. Die
Intoxikation schließt zusätzliche Probleme wie zum Beispiel ein Schädel-
Hirn-Trauma nicht aus!
— *Infektion:* Eine Sepsis kann durch eine septische Enzephalopathie eine
Bewusstseinsstörung verursachen.
— *Herz und Lunge:* Eine Herz- oder Lungenerkrankung kann zu einer
zerebralen Hypoxie führen (EKG, Blutgase!); ebenso eine CO_2-Narkose
zum Beispiel bei COPD-Patienten.

Differenzialdiagnosen Bewusstseinsstörung –»AEIOU TIPS«

Azidose/Alkohol/Anoxämie
Epilepsie/Enzephalopathie
Infektion/Intoxikation
Opiate
Urämie
Trauma/Tumor/Toxine
Insulin (Zucker!)
Psychose
»**S**troke«

C

M. C. Poetzsch, *Notaufnahme*,
DOI 10.1007/978-3-662-54096-1_5, © Springer-Verlag GmbH Deutschland 2017

Dritter Tag

Du denkst noch mal an den bewusstlosen Patienten, den du gestern behandelt hast. Bei den Differenzialdiagnosen hast du auch an den Zucker und das Drogenscreening gedacht, aber schließlich war es doch eine Hirnblutung. Als der Patient plötzlich aspirierte, hattet ihr euch für die Intubation entschieden. Zum Glück war der Oberarzt da und hat dir geholfen. Mit dem Laryngoskop hast du gar nichts gesehen. Der Oberarzt hat das Ding dann versenkt. Glücklicherweise hast du am Vortag noch mal die Geräte unter die Lupe genommen. So konntest du immerhin die Beatmungsmaschine einstellen, als ihr zum CT gefahren seid. Und als der Anästhesist »Sedierung!« brüllte, hast du sogar die richtigen Knöpfe am Perfusor gedrückt. Jetzt ist der Patient in einem stabilen Zustand auf der Intensivstation.

Im Vergleich zu deinem Arbeitsplatz herrschte dort eine wunderbare Ruhe. Doch trotz Stress und Chaos macht dir die Arbeit in der Notaufnahme Spaß. Und auch wenn alle immer »am Anschlag« sind und ein etwas rauer Umgangston herrscht, scheint das Team hier sehr nett zu sein. Leider bist du zusätzlich zu deiner spannenden medizinischen Tätigkeit ständig mit dem Ausfüllen von Dokumenten beschäftigt.

Lernziele

Du informierst dich über Chirurgen, um ihnen mit den nötigen Klischees gegenübertreten zu können. Erster Hass auf Computer beginnt in dir aufzukeimen. Schließlich setzt du dich mit dem Thema Alkohol auseinander und machst dir am Abend zwei Bier auf.

C2

Laut schimpfend wird der Patient von den Sanitätern hereingebracht. Dann wendet er sich der Schwester am Empfang zu und brüllt sie an. Er ist jung, groß und ausländerfeindlich. Jetzt kommt er auf dich zu.

Was machst du? Rennst du weg, um auf ewig als Weichei in die Geschichte deiner Notaufnahme einzugehen? Greifst du ihn mit einem Wurf aus deiner Judo-Trickkiste an oder machst du erst mal gar nichts?

Doch plötzlich dreht er um und möchte »diesen Sch…laden« wieder verlassen. Leider hängt ihm am Hinterkopf die halbe Kopfhaut herunter. Es scheint ihn nicht zu stören. Aber du hast damit ein Problem. Als die Sanitäter ihn von der Straße mitnehmen wollten, wehrte er sich heftig. Sie riefen deshalb die Polizei. Die Beamten fanden ein Stück Kopfhaut, das an einer Hausecke klebte, mit einem Büschel Haare. Hier musste er also langgegangen sein. Die Polizisten konnten keine unmittelbare Gefahr erkennen und fuhren weiter. Nun hatten die Sanitäter es geschafft, ihn hierher zu bringen. Es ist 3 Uhr nachts, und du hast keine Lust, dich beschimpfen zu lassen. Aber was machen mit dem Skalp? So in die nächste Kneipe, das wird schwierig für ihn. Was ist dein nächster Schritt?

Du hast also noch einmal die Polizei gerufen. Sie sind sehr erfreut, als sie mit einem Mannschaftswagen anrücken und einen alten Bekannten wiedertreffen. Du erklärst ihnen, dass du wenigstens die Kopfplatzwunde versorgen musst. Sie streifen ihre schwarzen Lederhandschuhe über und pinnen den Patienten auf die Liege im Interventionsraum. Eine Betäubung wird nicht nötig sein, denkst du und fängst an zu nähen.

Ein beflissener Polizist fragt den Patienten: »Haben Sie auch den Dienst an der Waffe geleistet?« Der reagiert mit Beschimpfungen und gebraucht mehrfach in abwertender Weise das Wort »homosexuell«. Du nähst seine Kopfhaut an, bevor sie jemand anderes herunterreißen kann. Als endlich alles wieder an seinem Platz ist, streckt dir dein Patient eine blutverschmierte Hand entgegen: »Vielen Dank.«

Schüttelst du seine Hand?

Irgendwie scheint Alkohol nicht gesund zu sein, und manche Leute macht er auch ein bisschen unsympathisch. Aber Alkohol ist nun mal die häufigste Droge in Deutschland. Ein Fünftel der Notarzteinsätze hat mit Alkoholkonsum zu tun.

Was wäre, wenn es keinen Alkohol gäbe? In den Notaufnahmen wäre weniger los. Wahrscheinlich würden über kurz oder lang Stellen gekürzt, weil es zu wenig zu tun gäbe. Ein ruhiger Wartebereich, in dem nur einige Patienten still vor sich hin leiden. Niemand schreit, niemand bricht, niemand schwankt. Auf der Überwachungsstation nur zwei Blutdruckentgleisungen und eine Sepsis in leisem Fieber. Fast schon langweilig. Und irgendwann würde jemand von der ▶ Unternehmensberatung vorbeischauen…

Alkohol sichert deinen Arbeitsplatz! Aber nach einer gewissen Anzahl Kopfplatzwunden, Zwangseinweisungen und Treppenstürzen stellt sich bei dir ▶ Müdigkeit ein. Dabei musst du dir manchmal ins Gedächtnis rufen: Alkoholabhängigkeit ist eine Krankheit und keine schlechte Charaktereigenschaft!

❶ Cave
Alkohol muss nicht die alleinige Ursache einer Somnolenz sein.
Betrunkene können genauso schwer erkrankt sein wie andere Patienten.
Die Gefahr, hier etwas zu übersehen, ist sehr groß.

Auch deshalb musst du besonders vorsichtig sein. Selbst wenn es manchmal etwas viel wird: junge Männer, die zu viel getrunken haben und bewusstlos auf dem Boden liegend gefunden werden. Kopfplatzwunden, Schlägereien, Bisse und Brüche. Manche flippen aus und drohen, sich umzubringen.

Wenn du die Polizei rufst, wird es kompliziert. Zwangseinweisung? Selbst- oder Fremdgefährdung? Diese Auseinandersetzung kann dich einige Stunden deines Nachtdienstes kosten. Völlig sinnlos, weil die Patienten am nächsten Tag sowieso nach Hause gehen. Manchmal braucht es auch eine Intubation. Einer zog sich am nächsten Morgen den Tubus selbst heraus und meinte: »Des hätt's aber net braucht.«

Notaufnahmen führen nächtliche Promillerekordlisten. Du kannst ein- fach nicht glauben, dass der Mann im Anzug, der normal mit dir spricht und sagt, er hat zwei Bierchen getrunken, 3 Promille im Blut hat. Aber die bewusst- lose Achtzehnjährige kommt nur auf 1 Promille. Den Rekord hat ein junger Mann mit 7 Promille. Er wurde nachts intubiert und verließ am nächsten Tag selbstständig das Krankenhaus.

Mögliche Aufnahmegründe bei Alkoholmissbrauch
Zu viel getrunken. Zu wenig getrunken, Alkoholentzug. Ein bisschen getrun- ken, jetzt Übelkeit. Platzwunden, Verrenkungen, Schlägereien, Brüche (beim Tanzen vom Autodach gesprungen). Gefährlich sind Stürze auf den Kopf – Hirnblutung übersehen – »Der ist halt besoffen.« Neurologische Ausfälle sind bei Betrunkenen schwer beurteilbar. Fallneigung, Schwankschwindel, Doppel- bilder – wie oft warst du schon neurologisch auffällig?

Außerdem Hypoglykämie, Elektrolytstörungen, Laktatazidose, Tachykardie, Hypotonie, Hypothermie, Erregungszustände, Krampfanfälle, Delir, Suizidan- drohungen, Psychosen … Das kann alles unter Alkoholeinfluss auftreten.

Und wenn du dir abends ein Bier aufmachen willst, fallen dir noch die Langzeitschäden des Alkoholmissbrauchs ein: Pankreatitis, Refluxösopha- gitis, Mallory-Weiß-Läsionen, Ulkus, GI-Blutung und natürlich Leberzir- rhose; Enzephalopathie, Polyneuropathie, Anämie … Prost!

C2-Intoxikation

Bist du dir sicher, dass es sich um eine C2-Intoxikation handelt? Oder könnten noch irgendwelche anderen Erkrankungen vorliegen? Du bist dir also sicher…

Wer seinen Namen und sein Geburtsdatum weiß und selbst stehen und gehen kann, ist voll orientiert und kann deshalb prinzipiell auch wieder selbst nach Hause gehen. Natürlich gibt es Einschränkungen: Wenn es zum Beispiel draußen sehr kalt ist oder du glaubst, dein Patient torkelt vor die nächste Straßenbahn, dann kann er nicht allein heimgehen.

Patienten, die nicht mehr gehen oder sprechen können, bleiben bei dir: Blut abnehmen, überwachen, ausführlich untersuchen, ob irgendwelche Verletzungen vorliegen, neurologische Untersuchung soweit möglich, Pupillenkontrolle.

> **Patienten mit schwerer Alkoholintoxikation und Asphyxie gehören auf die Intensivstation.**

Dabei richtet sich der Schweregrad eher nach der Symptomatik als nach dem Promillegehalt des Blutes. Eine Intubation ist nur selten notwendig, kann aber bei Ateminsuffizienz erforderlich werden. Auf den Blutzucker achten! Vor Glukosegabe Thiamin verabreichen. Gegebenenfalls Blutgasanalyse, um nicht eine alkoholische Ketoazidose zu übersehen. Versuche den Promillespiegel zu erraten und schließe Wetten mit der Pflege ab. Wer erreicht diese Nacht den Rekord? Das hält dich wach.

CAP

Wieder eine von diesen Abkürzungen: CAP steht für »community-acquired pneumonia«. Damit ist eine außerhalb des Krankenhauses erworbene Pneumonie gemeint. Mit einer CAP wirst du es in der Notaufnahme ziemlich häufig zu tun haben. Daneben gibt es noch die HAP: »hospital-aqquired pneumonia«, die im Krankenhaus erworbene Pneumonie, die frühestens 48 Stunden nach der Krankenhausaufnahme beginnt. In beiden Fällen geht es um Patienten mit einem intakten Immunsystem. Bei Immunschwäche, z. B. bei Neutropenie, gelten andere Leitsätze. Über die CAP gibt es eine Menge zu lesen, im Internet z. B. unter www.capnetz.de. Da findest du auch die S3-Leitlinie mit den Empfehlungen für die Antibiotikatherapie. Zur Einstufung der CAP hat sich der CRB-65-Index bewährt – findest du in diesem Buch unter ▶ Scores. Die häufigsten Erreger sind Pneumokokken, Chlamydien,

Legionellen, Mykoplasmen und Haemophilus influenzae. Bei einer leichten Pneumonie ohne weitere Erkrankungen wird Amoxicillin als Therapie empfohlen, bei weiteren Erkrankungen Amoxicillin und Clavulansäure. Bei mittelschwerer Pneumonie mit einem Makrolidantibiotikum für 3 Tage ergänzen und bei schwerer Pneumonie gibt es Piperacillin/Tazobactam, Ceftriaxon oder Cefotaxim jeweils mit Makrolid-Antibiotikum. Eine Alternative bei Penicillinallergie ist z. B. Moxifloxacin.

Chirurgen

Chirurgen sind zu beneiden. Sie können jeden Patienten ablehnen mit der Begründung: »Wo soll ich da jetzt reinschneiden?« Das muss total angenehm sein. Manchmal würdest du vielleicht auch gern ablehnen mit der Begründung: »Wo soll ich mich da jetzt reindenken?«

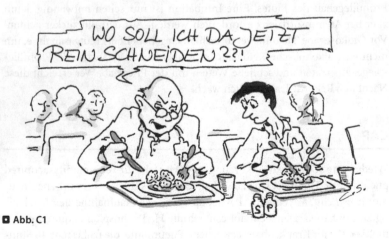

◧ Abb. C1

  Viszeralchirurgen sind für Bäuche zuständig, Unfallchirurgen für Knochen. Und du für den Bürokram: Patienten aufklären, OP anmelden, Anästhesie informieren… Alles das, was Spaß macht. Du könntest dir auch den Patienten ansehen, aber er ist unter einem Berg von Formularen begraben. Oder der Chirurg hat ihn schon mitgenommen. Denn während du noch denkst, verschlüsselst oder einen Brief schreibst, hat er den Patienten schon operiert.

Computer

Wie überall im Leben haben auch in der Notaufnahme Computer die Herrschaft übernommen. Sie terrorisieren dich mit Kennwörtern, die du dir alle 2 Wochen neu aus den Fingern saugen musst, und Benutzernamen, die du ständig vergisst. Sie lassen dich warten, wenn du schnell einen Arztbericht lesen möchtest, denn sie sind unberechenbar: Manchmal begehst du einen »schweren Systemfehler« und weißt nicht warum, oder das System ist einfach »überlastet«.

Bis der Computer hochgefahren ist, hättest du den Bericht längst auf einer guten, alten Schreibmaschine tippen und zwei Platzwunden nähen können. Stattdessen sitzt du wie hypnotisiert vor dem Bildschirm und wartest, dass du endlich freigeschaltet wirst. Währenddessen keucht dein Patient vor sich hin, aber ohne Computer kannst du ihm nicht helfen. Wenn er nicht im System erfasst wurde, ist er nicht behandelbar.

Schockraumpatienten können nicht ins Polytrauma-CT, wenn die Untersuchung nicht im Computer angemeldet ist. Und die Drucker funktionieren nur nach Lust und Laune oder nach einem System, das nur die IT-Abteilung kennt. Aber dort sitzen wahrscheinlich auch nur Computer, die sich als Menschen getarnt haben. Sie sprechen einstudierte Sätze wie »Sie sind jetzt der zehnte in der Warteschlange« oder »Wir kümmern uns um das Problem.« Dann kichern Sie und hacken sich in dein Arbeitszeitkonto ein.

Der Super-GAU tritt dann ein, wenn der Server oder das ganze System ausfällt. Dann kommt es zum MANV, zum Massenanfall an Vernetzten [▶ Massenanfall an Verletzten (MANV)]: Alle versuchen wieder mit der Hand zu schreiben und stellen fest, dass sie ihr eigenes Gekritzel gar nicht mehr lesen können. Anforderungsscheine verschwinden, Röntgenbilder gehen verloren, Panik bricht aus.

Doch eine Notaufnahme sollte auch ohne Computer funktionieren. Wahrscheinlich würde alles sogar doppelt so schnell gehen. Deshalb fordere auch du die Abschaffung aller Computer in deutschen Notaufnahmen! Zurück zu Schreibmaschine, Röntgenbildern und Papierakten!

Cotard-Syndrom

Wenn jemand in deine Notaufnahme kommt und glaubt, er sei dabei zu verwesen, dann muss es sich nicht um einen Gomer (▶ Seite 69) handeln. Vielleicht leidet der Betreffende auch unter der Wahnvorstellung, er sei tot oder habe einige Organe verloren. Bei manchen von deinen Patienten ist das tatsächlich so. Aber wenn der arme Mensch glaubt, er weile als Toter unter den Lebenden, dann handelt es sich vielleicht um das Cotard-Syndrom.

Statt dich auf die Suche nach den Organen des Patienten zu machen, solltest du lieber den Psychiater anrufen. Und bis dahin einfach freundlich bleiben.

Und was machst du, wenn jemand mit Cotard-Syndrom auf einen Patienten mit Dorian-Gray-Syndrom trifft? Dabei handelt es sich eher um ein gesellschaftliches Phänomen: Betroffene weigern sich zu altern und versuchen deshalb alles, um weiterhin jung zu erscheinen, sie unterziehen sich z. B. diversen plastisch-chirurgischen Eingriffen.

Beide Patienten am besten nicht im gleichen Zimmer warten lassen.

☞ Chest pain

Nicht jeder Patient mit Brustschmerzen hat einen Herzinfarkt. Ein akutes Koronarsyndrom wird unwahrscheinlicher, wenn es sich um einen auf Druck auslösbaren stechenden Brustschmerz handelt, der belastungsabhängig auftritt, und wenn dir dein Patient erzählt, dass er gestern nach einem Umzug hundert Liegestützen absolviert hat. Dann handelt es sich vielleicht um eine Interkostalneuralgie oder ein HWS- oder BWS-Syndrom (vertebragen).

Bist du dir nicht sicher, machst du ein EKG, lässt die Herzenzyme bestimmen und kontrollierst das Ganze noch einmal. Neben kardialen Ursachen (akutes Koronarsyndrom, Angina pectoris, Myokarditis/Perikarditis) musst du pulmonale Erkrankungen wie Lungenembolie, Pneumothorax oder Spannungspneumothorax, Pneumonie und Pleuritis berücksichtigen.

Bei abdominellen Ursachen für Brutschmerzen findet sich eine Refluxösophagitis, ein Ulkus, seltener ein Ösophagusspasmus, eine Pankreatitis oder eine Cholezystitis. Eine Mediastinitis zum Beispiel nach Ösophagusruptur oder eine Aortendissektion sind lebensbedrohliche Ursachen für Brustschmerzen! Auch ein Herpes zoster kann Brustschmerzen verursachen. Und psychosomatische Aspekte spielen ebenfalls eine große Rolle.

Chest Pain Unit

In vielen Krankenhäusern gibt es eine Chest Pain Unit, angesiedelt zumeist in der Notaufnahme. Dorthin alle Patienten mit Brustschmerzen schicken? Dann wirst du bei den Kardiologen keine Freunde gewinnen. Auch wenn es diese Brustschmerzstation gibt, musst du dir deinen Patienten genauer anschauen: Hat er eine Lungenembolie, braucht er ein CT? Was soll der Mann mit dem Sodbrennen bei den Kardiologen, was hat die Frau mit dem Herpes zoster dort zu suchen? Und der Patient mit der Aortendissektion muss vielleicht direkt in den OP. Deshalb musst du dir leider alle Patienten mit Brustschmerzen gut ansehen und dann entscheiden, ob das Herz dahintersteckt oder vielleicht etwas ganz anderes.

D

M. C. Poetzsch, *Notaufnahme*,
DOI 10.1007/978-3-662-54096-1_6, © Springer-Verlag GmbH Deutschland 2017

Vierter Tag

Für heute stand das Mitarbeitergespräch auf deiner To-do-Liste. Der Chef konnte sich nicht an deinen Namen erinnern. Er hat auch den Termin für das Einführungsgespräch vergessen, aber er hat dir immerhin viel Glück gewünscht, als du zur vereinbarten Zeit in sein Zimmer kamst. Dann bist du zurück an die Arbeit gegangen.

Irgendwie ist es zwei Rettungssanitätern gelungen, einen isolierpflichtigen Durchfallpatienten am Empfang vorbeizuschmuggeln. Als du ihn untersuchst, wirst du von der Pflege verflucht und musst jetzt zur Strafe »alles selber machen, denn du hast ihn ja angenommen«. Du ziehst dir Schutzkittel, Mundschutz, Handschuhe und Haube an und gehst zu dem Patienten ins Zimmer.

Blass, ausgemergelt, reduzierter Allgemeinzustand. Sein Blutdruck beträgt 90 zu 70, die Herzfrequenz 110. Er hat eine Rucksackreise durch Asien unternommen. Sein Impfpass ist vollgekritzelt. Der Bauch ist weich, kein Druckschmerz. Du hast dein Stethoskop vergessen. Es ist niemand da, der dir helfen könnte. Wieder raus, ausziehen, Stethoskop holen, umziehen, reingehen.

Dann möchtest du Blut abnehmen. Das Blutabnahme-Set steht draußen. Noch mal raus, ausziehen, Blutröhrchen holen, anziehen, reingehen, schwitzen. Der Patient scheint fast keine Venen zu besitzen. Du hast nur *einen* Versuch. Die Vene platzt. »Hallo!«, tönt es verzweifelt aus deiner ausgetrockneten Kehle, aber niemand hört dich. Also noch mal raus, ausziehen, zwanzig Nadeln holen, wieder umziehen, reingehen.

Du hängst dem Patienten eine Infusion an. Schon scheint es ihm deutlich besser zu gehen. Dann schaust du dich an. Es scheint dir deutlich schlechter zu gehen. Blass, verschwitzt, genervt. Der Tag kann kommen.

Lernziele

Du erfährst, dass ein Blasenkatheter und Diätmarmelade unangenehm sind. Idealerweise hast du dir gleich selbst einen Katheter gelegt oder zumindest ein altes Brötchen mit Halbfettmargarine und Diätmarmelade heruntergewürgt. Du weißt, was ein Dienstplan ist und was er bedeutet: KRIEG!

Dauerkatheter (DK)

Böse Zungen könnten behaupten, dass Blasenkatheter aus zwei Gründen gelegt werden müssen:

- Sie liefern schnell die nötige Aufnahmediagnose.
- Sie entlasten die Stationen.

Es gibt natürlich viele Indikationen für einen Blasenkatheter. Aber es fühlt sich bestimmt nicht angenehm an. Es ist noch unangenehmer, wenn die Prostata vergrößert ist und ein paar Leute beim Legen zusehen. Außerdem ist ein Dauerkatheter ein Infektionsrisiko. Braucht dein Patient wirklich einen DK?

Indikationen für einen Blasenkatheter sind unter anderem akutes Nierenversagen oder eine dekompensierte Herzinsuffizienz (Bilanzierung ggf. mit Urinflasche möglich). Wenn du einen Urin für die Bakteriologie brauchst, oder wissen willst, ob der Patient überhaupt einen Harnwegsinfekt hat, reicht auch ein Einmalkatheter. Ein akuter Harnverhalt ist natürlich eine zwingende Indikation. Patienten, die immobilisiert werden müssen (z. B. bei einer Fraktur), oder vor einer OP benötigen einen Katheter. Außerdem länger bewusstlose Patienten.

Depression

Gut 10% der Patienten, die in die Arztpraxis kommen, haben depressive Symptome. Wie viele sind das in der Notaufnahme, Ärzte im Schichtdienst nicht mitgezählt? Man kann es nicht oft genug sagen, aber die Menschen kommen nicht nur aus Langeweile in die Notaufnahme. Wie bei den Hochrisikopatienten, die du herausfiltern musst, kannst du vielleicht auch ein paar mit einer Depression »herausfischen« und erste Schritte einleiten. Du wirst diesen Menschen mindestens genauso helfen, wie den vielen anderen mit Blutdruckentgleisung.

Wie kannst du eine Depression erkennen?

Dass depressive Stimmung ein Hauptsymptom ist – wer hätte das gedacht? Ebenso wie Interessenverlust und Freudlosigkeit sowie Antriebsmangel und erhöhte Ermüdbarkeit. Neben den Hauptkriterien gibt es noch Nebenkriterien. Damit lässt sich eine Einstufung vornehmen, ob es sich um eine leichte, mittelgradige oder schwere depressive Episode handelt. Die Zusatzsymptome sind verminderte Konzentration und Aufmerksamkeit, vermindertes Selbstwertgefühl und Selbstvertrauen, Schuldgefühle und Gefühle von Wertlosigkeit, negative und pessimistische Zukunftsperspektive, Suizidgedanken, erfolgte Selbstverletzung oder Suizidhandlungen, Schlafstörung und verminderter Appetit mit möglichem erheblichem Gewichtsverlust. Die Symptome bestehen länger als 2 Wochen. Bei einer leichten und mittelgradigen depressiven Episode liegen 2 Hauptkriterien sowie 2 bzw. 3–4 Nebenkriterien vor. Bei einer schweren depressiven Episode sind 3 Hauptkriterien sowie mehr als 4 Nebenkriterien erfüllt.

Als Differenzialdiagnosen kommen neben somatischen Ursachen Angststörungen und Suchterkrankungen sowie bei älteren Menschen auch eine beginnende Demenz in Betracht. Das gilt auch umgekehrt: Eine Depression wird häufig mit einer beginnenden Demenz verwechselt.

Was kann man in der Notaufnahme tun? Wenn du die Kriterien abfragst, die Patienten unbedingt auch auf Suizidalität ansprechen. Die Therapie mit Medikamenten oder eine Psychotherapie wirst du dort nicht beginnen. Aber du kannst deinen Patienten ernst nehmen, ihn beruhigen, Adressen mitgeben, nicht nur vom nächsten Krankenhaus mit psychiatrischer Abteilung. Es gibt ambulante Beratungsstellen oder Krisentelefone. Vielleicht gibt es bei euch einen Psychologen, den du konsiliarisch hinzuziehen kannst. Auch der Hausarzt ist eine gute Anlaufstelle. Mit einem entsprechenden Hinweis im Arztbrief ist er informiert. Er kennt den Patienten und kann mit ihm besprechen, welche Therapiemöglichkeiten infrage kommen.

Und wenn du bei dir selbst Symptome von Freudlosigkeit und erhöhter Müdigkeit feststellst? Das ist der Schichtdienst, dafür gibt es noch keine Beratungsstellen, aber Kaffee soll auch helfen.

Diätmarmelade

Diätmarmelade, die Patienten im Krankenhaus vorgesetzt wird, ist grausam. Es lohnt sich nicht, die Marmelade von den Patiententabletts zu klauen. Sie schmeckt nicht. Genauso wenig wie Halbfettmargarine. Nur die Patientenbrötchen sind genießbar, müssen aber frühzeitig von den Tabletts entfernt werden. Sonst sind sie entweder hart oder schon vom Pflegepersonal aufgegessen. Aber der Tag wird kommen, an dem ein Wahnsinniger Diätsemmeln und Diätcroissants erfindet. Speziell für Krankenhäuser.

Würde man den Patienten nicht fettreduziertes, sondern normales Essen servieren, könnte das Personal einfach vorher die Hälfte wegessen. Für beide Seiten ein Gewinn: zufriedene Ärzte, fettreduzierte Patienten. Für dich gilt: Patientenessen frühzeitig verzehren. Einmal im Jahr Butter für alle kaufen und das an die große Glocke hängen.

Dienstplan

Der Dienstplan wird von Ärzten für Ärzte gemacht. Und das ist das Problem. Alle sind sauer. Alle wissen es besser. Niemand will es machen. Dienstplanwünsche immer mit maximalem Nachdruck, dem Ton der Verzweiflung und unter Androhung von Kündigung und Suizid angeben. Im Verlauf zwanzigmal nachfragen. Wenn der Plan fertig ist, Wutanfälle und Weinkrämpfe simulieren. So wird vielleicht ein Teil deiner Wünsche berücksichtigt.

So geht's! ☺
»Ich habe jetzt die ganze Zeit Wochenenden gemacht. Ich kann einfach nicht mehr. Meine Frau will mich verlassen, ich bin am Ende. Deshalb brauche ich da frei. Sonst kann ich den Job hier langfristig nicht mehr machen.«

So nicht! ☹
»Es wäre super, wenn es an dem Wochenende mit dem Frei klappen würde. Aber nur wenn es euch keine Umstände macht.« (Dieses Wochenende wirst du garantiert arbeiten.)

Differenzialdiagnose (DD)

Ein DD macht sich immer gut. Wenn du keinen Plan hast, einfach ein paar Symptome zusammenschreiben und ein paar DDs dazu. Dazu zwei Beispiele:

- »Schlaganfall DD Krampfanfall DD unklare Bewusstseinsstörung« – Im Klartext: Hallo, Neurologe, das ist jetzt nicht mein Problem, sondern deins.
- »Schlaganfall DD Verstopfung DD Herzinfarkt DD unklare Unklarheit ungeklärter Ätiologie« macht sich dagegen nicht so gut. Das heißt zu Deutsch nämlich: Ich habe keine Ahnung, kenne den Patienten nicht und muss jetzt nach Hause. Kümmert ihr euch darum. Ich habe vier Konsile angemeldet. Irgendeiner wird schon den Patienten übernehmen.

In zweiten Falle solltest du deinen Patienten besser noch mal anschauen. Vielleicht hat er ja eine Sepsis (▶ SIRS/Sepsis).

Wenn du noch so gar nicht weißt, was dein Patient hat, dann kannst du einfach eine Liste möglicher Differenzialdiagnosen durchgehen. Dabei bist du möglichst unvoreingenommen und kennst am besten noch nicht einmal die Einweisungsdiagnose.

Differenzialdiagnosen – »VITAMIN C«

Vaskulär

Infektion

Trauma/Tumor/Toxine

Autoimmun/Allergisch/Alter (degenerativ)

Metabolisch/Medikamente

Idiopathisch

Neoplastisch/Neurologisch/»Nutrition«

»**C**ongenital«

Dr. House

Wieder so ein Kult aus den USA. Du wirst dir *Dr. House* noch oft herbeiwünschen: Wenn du vor dem bewusstlosen Patienten stehst und keine Ahnung hast. Oder bei morgendlichen Übergaben, wenn dir die Kollegin wieder blöde Fragen stellt und dein Chef nach dem Kalzium fragt.

Dann stellst du dir vor, du bist ER: Auf deinen Stock gestützt, gibst du eine Antwort, kompliziert und genial. Dein Chef ist verblüfft, die Kollegin zum Schweigen gebracht. Der Patient ist gerettet und spaziert aus der Notaufnahme, dir zu ewigem Dank verpflichtet. Wenn ER anordnet, dann wird ausgeführt. ER kennt die Pathophysiologie des Diabetes insipidus, auch morgens um sechs. Wenn ER sagt: »It's not Lupus«, dann ist es auch kein Lupus. Denn ER hat immer Recht. ER weiß alles. ER ist das Ego, das du auch gerne wärst.

Du aber bist nett und machst »halt die Blutentnahme schnell selbst«. Du stotterst in der Frühbesprechung herum. Und dein Patient ist immer noch bewusstlos. Was soll's? Nobody is perfect. Und übrigens: Dr. House gibt es in Wirklichkeit gar nicht. Er ist Komiker. Du bist Arzt.

☞ Durchfall

Diarrhö ist eine Lose-lose-Situation: Der Patient wird in einem Zimmer isoliert, langweilt und wundert sich, dass niemand nach ihm sieht und er keinen Besuch bekommt. Arzt und Pflege müssen sich ständig Schutzkleidung an- und ausziehen und meiden deshalb das Zimmer. Das führt wiederum dazu, dass sich der Patient langweilt und wundert, dass ihn niemand besucht. Ein Teufelskreis.

Die gängige Therapie »Isolieren und Ignorieren« ist komplikationsreich. Deshalb solltest du dir ein paar Gedanken machen: Meistens gibt es eine infektiöse Ursache in Form von Viren oder Bakterien. Was hat der Patient gegessen? Seit wann besteht der Durchfall? War der Patient in Ägypten und hat dort auf dem Markt ein Tiramisu verspeist? Hat er Medikamente genommen (Antibiotika, Laxanzien)? Denke an entzündliche Darmerkrankungen (Kolitis, Morbus Crohn), Intoxikationen, hormonelle Ursachen (Schilddrüse) und Karzinome.

Vielleicht wurde bei deinem Patienten ein Stück Darm oder Magen entfernt? Oder er hat ein Problem mit seiner Bauchspeicheldrüse. Durchfall wurde auch schon mit Teerstuhl verwechselt. Deshalb solltest du im Rahmen deiner ausführlichen Anamnese nach der Farbe des Stuhls fragen (schwarz, grün, rot, kariert). Schau dir an, was da herauskommt, und führe eine digital-rektale Untersuchung durch. Ist der Bauch weich, hat der Patient Darmgeräusche, wo tut es ihm weh, gibt es Anhalt für ein akutes Abdomen? Ist dein Patient hypoton und tachykard? Wie sind die Elektrolyte?

Antibiotika sind nur selten indiziert.

Und am Ende ist es doch ein Reizdarm. Oder war der laktosefreie Soja-Latte-Machiato ohne Koffein doch mit Milch versetzt? Ein Fall für *Dr. House*.

Ursachen für Diarrhö
- Infektion (Viren, Bakterien, Protozoen, Pilze)
- Intoxikation (Lebensmittel, Medikamente, Gifte)
- Allergie
- Entzündliche Darmerkrankung (Morbus Crohn, Kolitis)
- Endokrin (z. B. Hyperthyreose)
- Exokrin (Pankreasinsuffizienz)
- Z. n. OP, Karzinom, Reizdarm
- Und ein paar andere seltene Erkrankungen

E

M. C. Poetzsch, *Notaufnahme*,
DOI 10.1007/978-3-662-54096-1_7, © Springer-Verlag GmbH Deutschland 2017

Fünfter Tag

So schlimm wie gestern kann es heute nicht werden, denkst du und versuchst ein Lied zu pfeifen. Du hattest beim ersten Patienten endlich einen Zugang gelegt und Blut abgenommen, da warteten schon die nächsten Durchfälle auf dich. Dann tauchte plötzlich ein EKG mit ST-Hebungen auf, doch wo war der Patient dazu? Und schließlich rastete ein Betrunkener aus. Die Pflege war hauptsächlich damit beschäftigt, die Besuchszeiten zweier Großfamilien zu organisieren. Heute wird alles anders. Du summst gerade vor dich hin, als sich ein Patient neben dir erbricht. Du suchst nach einer Nierenschale und gehst dabei die Differenzialdiagnosen von Erbrechen durch. Plötzlich ist dir nur noch schlecht. Vielleicht hättest du gestern ein Bier weniger trinken sollen. Aber du musstest Spannung abbauen. Wieso erklärt dir keiner was? Was du in der Uni gelernt hast, ist so alles weit weg und ... würgende Laute reißen dich aus deinen Gedanken. Du versuchst wichtig auszusehen und verschwindest schnell in der Küche.

Mit einem Kaffee bewaffnet verziehst du dich ins Arztzimmer und schaust dir die Patientenliste durch: Erbrechen...Durchfall...AZ-Verschlechterung. Keine Lust. Da kommt der Praktikant herein. Wie hat er dich gefunden? »Komm schnell. Ein Patient hat einen Krampfanfall.« Du springst auf und läufst los...

Lernziele

Du lernst in diesem Kapitel, dass du niemandem vertrauen kannst und dir alles selbst beibringen musst. Gut, ganz so schlimm ist es nicht. Trotzdem musst du dich zusammenreißen und dir ein paar Infos durchlesen, zum Beispiel über Erbrechen, Elektrolyte und den epileptischen Anfall. Denn darum geht es auch in den folgenden Abschnitten. Am besten du fängst gleich damit an und liest einfach weiter.

Und was auf dem Einweisungsschein steht, ist immer falsch.

Einarbeitung

Einarbeitung? Was ist das? »Ich habe auch viele Wünsche«, hat dein Chef gelacht. Die Besetzung gibt es nicht her. Zu wenig Personal. Wird da am falschen Ende gespart? Wenn es um die Gesundheit geht, ist »Learning by doing« vielleicht nicht das Beste. Du weinst dich bei einem Kollegen aus. »Einen Tag?«, lacht er, »Du hattest einen Tag Einarbeitung? Du Glücklicher, ich hatte 5 Minuten.« Du bist ja nicht zum Vergnügen hier.

Einweiser

Notarzteinsatz! Alarm: 10.15 Uhr. Meldebild: Herzinfarkt in der Arztpraxis. Ankunftszeit: 10.21 Uhr. Lagebild: Schreiender Mensch läuft auf Notarzt zu. Medizinische Erstmaßnahme: Patienten suchen. 10.23 Uhr: Der Hausarzt kommt hinzu und deutet auf den schreienden Menschen. Atemnot? Brustschmerzen? Fehlanzeige. »Der ist einfach völlig ausgerastet«, erklärt er, »Keine Ahnung, ob der einen Infarkt hat, aber ich weiß nicht, was ich mit ihm machen soll. Und irgendeine Diagnose muss ich ja angeben. Sonst kommen Sie nicht und nehmen ihn mit.«

Es gibt viele Möglichkeiten, Patienten in die Klinik einzuweisen. Neben der Alarmierung des Notarztes ist zum Beispiel auch das Faxen eines Einweisungsscheins nicht immer die beste. Aber der Hausarzt kann nicht bei jeder Einweisung seine Praxis verlassen. Und du bist in der Klinik immer in einer besseren Situation mit dem notwendigen Back-up. Deshalb ist es manchmal leicht, sich über die Diagnose eines Einweisers aufzuregen, aber nicht angebracht.

Tatort Allgemeinarztpraxis. Ein schnaufender, blasser, kaltschweißiger, fast bewusstloser Patient wird von der Arzthelferin mit dem Rollstuhl in das Sprechzimmer gefahren. Zur OP-Vorbereitung! Die Ärztin alarmiert den Notarzt. Verdacht auf Lungenembolie. Als er eintrifft, sagt der Notarzt: »Na, war die Hausärztin ein bisschen überfordert? Dann nehme ich den Herrn mal mit. Heute Abend sind Sie wieder zu Hause.«

Was machst du, wenn fünf Feuerwehrmänner, zwei Monitore und ein Notarzt auf einen Rezeptblock und ein Stethoskop treffen? Auf jeden Fall nicht die Klappe aufreißen! Der oben genannte Patient hatte eine Lungenembolie und wurde auf die Intensivstation aufgenommen.

Manch ein Hausarzt kennt seine Patienten mit Vornamen und kann die Einweisung persönlich betreuen. Vielleicht sagt er auch: »Frau M. weisen wir nicht ein. Ich habe das alles mit der Patientin, den Angehörigen und dem Heim besprochen.« Aber leider hört man manchmal auch: »Mein Hausarzt macht grundsätzlich keine Hausbesuche.« Zu ergänzen wäre noch: »bei Kassenpatienten«. In solchen Fällen erfolgt die Einweisung über einen anderen Arzt, der den Patienten nicht kennt. Der Super-GAU liegt vor, wenn es dann keine Medikamentenliste, keinen Verlegungsbericht sowie keine Übergabe gibt. Und wenn der Patient selbst keine Auskunft geben kann. Vielleicht existiert eine Patientenverfügung, in der steht, dass der Patient nicht in ein Krankenhaus möchte, aber das spielt keine Rolle. Willkommen in der

Notaufnahme. Es ist auch egal, dass der Patient gerade erst vor 3 Tagen aus dem Krankenhaus entlassen worden ist. Auf dem Einweisungsschein steht zum Beispiel: »Rezidivierendes Erbrechen bei Elektrolytentgleisung DD hypertensive Entgleisung DD Krampfanfall DD Verstopfung«. Du denkst dir: Das ist ja fast wie in der Notaufnahme. Fragen drängen sich auf: Gab es ein Krampfereignis? Wie oft hat der Patient erbrochen? Seit wann? Keine Angabe. Was hat das Erbrechen mit dem Krampfanfall zu tun? Welche Medikamente nimmt der Patient? Wo ist die Nummer des Betreuers? Wieso geht im Pflegeheim keiner ans Telefon? Und warum ist der Patient überhaupt hier, wenn er gar nicht in ein Krankenhaus wollte?

Und jetzt kommst du.

Vorgehen bei unklarer Einweisung eines unklaren Patienten mit unklarer Diagnose

1. Hausarzt anrufen: Gibt es eine Patientenverfügung oder einen mutmaßlichen Patientenwillen? Gibt es Angehörige? Unter welcher Nummer kann ich sie erreichen? Welche Medikamente nimmt der Patient? An welchen Vorerkrankungen leidet er? Hat er Allergien? Gibt es einen aktuellen Arztbrief? Können Sie mir das alles faxen? Auf diese Fragen hättest du gerne eine Antwort, aber das Piepen des Anrufbeantworters erinnert dich daran, dass es entweder Wochenende oder Nacht ist oder der Hausarzt sich im Urlaub befindet. Deshalb geht es weiter mit:

2. Pflegeheim anrufen: Die gleichen Fragen. Zudem: Was ist passiert? Warum wurde der Patient eingewiesen? Wer hat ihn gefunden? Wenn die Nummer vom Heim nicht herauszufinden ist oder niemand ans Telefon geht oder niemand irgendetwas weiß, dann weiter mit:

3. Angehörige anrufen: Die gleichen Fragen. Wenn es keine Angehörigen gibt, dann weiter mit:

4. Den einweisenden Arzt anrufen. In seltenen Fällen steht eine Telefonnummer auf dem Einweisungsschein, unter der der Kollege zu erreichen ist. Die gleichen Fragen. Wenn der Einweiser nicht ausfindig zu machen ist, dann weiter mit:

5. Was steht auf dem Rettungsdienstprotokoll. Es gibt keines? Dann weiter mit:

6. Hast du eigentlich schon mal versucht, mit dem Patienten zu sprechen? Das solltest du nämlich als Erstes tun. Er antwortet nicht? Dann weiter mit:

7. Einen Kaffee trinken und auf die Ablöse warten.

Eiter

Gelbes Zeug, das aus Wunden kommt und stinkt. Nicht anfassen. Den Chirurgen anfunken. Du bist der Chirurg? Dann macht dir so etwas ja Spaß.

EKG

Du musst jetzt stark sein. Aber ein EKG musst du einfach lesen können. Wenn nicht, dann schnapp dir sofort eines von diesen EKG-Büchern und mach es durch. Dort kannst du dir auch Beispiele auffälliger EKGs anschauen. Du musst ja nicht jede Rhythmusstörung kennen, aber wenn du eine ST-Hebung nicht erkennst, hast du ein Problem, das du schnell angehen solltest. Dann kaufst du dir noch ein kleines EKG-Buch für die Kitteltasche, und das EKG-Lineal steckst du vorn in die Hemdtasche. Und wann immer du ein EKG nicht auf Anhieb verstehst, dann versuchst du es erst einmal zu analysieren. Und erst wenn du dann immer noch nichts kapierst, zeigst du es einem Kollegen oder dem Oberarzt.

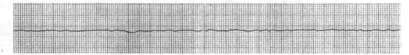

◘ Abb. E1

Dieses EKG ist nicht normal! Bevor du es dem Oberarzt zeigst, solltest du überprüfen, ob dein Patient lebt und ob das EKG angeschlossen ist. Trifft beides zu? Spannender Fall!

Eigenbrauersyndrom

Hast du bei den gefühlten 1000 Patienten mit Alkoholintoxikation eigentlich bedacht, dass zumindest einer davon am sog. Eigenbrauersyndrom leiden könnte? Vielleicht hat euer Notaufnahmestammgast gar nicht zu viel getrunken, sondern einfach nur etwas Falsches gegessen? Nicht das Bier war schlecht, sondern die Pommes. Bei manchen Menschen kommt es zu einer starken Besiedelung des Darms mit Hefezellen und in Zusammenhang mit kohlenhydratreichen Mahlzeiten zu Gärungsprozessen, die tatsächlich zum Vollrausch führen können. Grundlage kann eine Immunschwäche oder eine lange Behandlung mit Antibiotika sein. Schlimm ist für die Patienten nicht nur, dass sie missverstanden werden, sie leiden auch unter den langfristigen gesundheitlichen Folgen wie Leberzirrhose. Also, immer auch an das Eigenbrauersyndrom denken. Wer weiß, wie oft du das schon übersehen hast?

Elektrolyte

Elektrolytwerte gehören zu den Parametern, die auf den Stationen ständig kontrolliert werden. Zum Glück bist du in der Notaufnahme und musst nicht wochenlang jeden Morgen den gleichen Patienten Blut abnehmen. Sonst gerätst du schnell in die Elektrolytspirale und kontrollierst stündlich Blutwerte, nötigst Kollegen zu Kontrollen am Wochenende und träumst von EKG-Veränderungen, von T-Wellen, die so zeltförmig sind, dass jeder fragt: »Wie konnten Sie das nur übersehen? Sie hätten die Werte *minütlich* kontrollieren müssen!«

Das Schlimme an Patienten mit zu viel oder zu wenig Elektrolyten im Blut ist, dass sie meistens schlechte Venen haben. Und diese eine kleine am Handrücken, die hast du schon gestern und vorgestern und den Tag davor punktiert. Und heute war der Student vor dir dran und behauptet frech: »Ich find da nix.« Du siehst nur ein Hämatom, wo früher einmal Blut geflossen ist. So machst du dich weiter auf die Suche. War da nicht noch eine Ader am Fußrücken? Doch die Beine sind so geschwollen, dass du nur den Abdruck deines eigenen Fingers in der Haut erkennen kannst. Nachdem du 5 Minuten gestaut hast, ist ohnehin alles hämolytisch. Das führt zu weiteren Kontrollen. Willkommen in der Elektrolytspirale.

Aber noch tarnst du dich als Internist, spritzt Diuretika oder infundierst Kalium. Und das war es dann mit der Vene, der einzigen. Am nächsten Morgen verkündest du glücklich: »Das Kalium war erniedrigt, aber nach Infusion war es in der dritten Kontrolle wieder normwertig.« Und dann fragt dich dein Chef: »Aber wie war das Kalzium?« Elektrolytspirale! Ein trügerischer Ausweg führt über die Intensivstation. Dort haben die Patienten arterielle Zugänge, und du kannst noch mehr Werte noch öfter kontrollieren. Die gute Nachricht: Schwere Elektrolytentgleisungen sollten auf einer Intensiv- oder zumindest auf einer Überwachungsstation behandelt werden. Damit hast du ein Problem weniger und kannst deinen Patienten verlegen. Wenn es ein Bett gibt.

☞ Epileptischer Anfall

»Komm schnell! Ein Krampfanfall!« Du läufst mit dem Praktikanten in den Untersuchungsraum. Der Patient liegt zuckend auf dem Boden. Die Krankenschwester kniet neben ihm. Er ist von der Liege gefallen. Was machst du?

Beim epileptischen Anfall solltest du erst mal abwarten. Schau auf die Uhr. Nimm dir 2 Minuten Zeit. Achte darauf, dass der Patient sich nicht verletzten kann und seine Atemwege frei sind. Mach dir in der Zeit Gedanken darüber, was alles einen Krampfanfall auslösen kann: Liegt eine Epilepsie vor? Wurden die Medikamente umgestellt? Oder ist es ein Gelegenheitsanfall. Hat dein Patient Unterzucker oder einen Alkoholentzug? Hat er die Nacht durchgetanzt und irgendwelche Drogen genommen? Bekommt er anfallsfördernde Medikamente? Hat er eine Stoffwechselentgleisung? Oder könnte es sich auch um einen psychogenen Anfall handeln?

Die 2 Minuten sind zwar schon fast um, frage dich aber: Welche Anfallstypen gibt es eigentlich? Generalisierter und fokaler Anfall. Vielleicht handelt es sich auch um eine Synkope oder es liegt eine Hypoxie vor. Aber da dein Patient immer noch zuckend auf dem Boden liegt, entscheidest du dich für den Grand-Mal-Anfall. Jetzt ist es als prolongierter Anfall zu werten.

Die Schwester fragt dich, ob du noch länger blöd herumstehen und Löcher in die Wand starren willst oder ob du ihr verdammt noch mal helfen möchtest, den Patienten so hinzulegen, dass er sich nicht verletzten kann. Ihr bringt ihn in die stabile Seitenlage und legt ihm ein Kissen unter den Kopf. Seine Atemwege scheinen frei zu sein. Die Schwester hat ein Pulsoxymeter angehängt; es zeigt eine Sauerstoffsättigung von 70% an, die Lippen des Patienten sind blau. Du versuchst den Esmarch-Handgriff, dann sagst du »Sauerstoff«. Sie sagt: »Weiß ich doch selbst«, und stülpt dem Patienten die O_2-Maske über das Gesicht. Mittlerweile sind schon 4 Minuten vergangen, der Krampfanfall hat immer noch nicht aufgehört. Was machst du jetzt?

Du legst einen Zugang, dann schickst du den Praktikanten los. Er kommt mit Midazolam und dem Oberarzt. Eine gute Kombination. Endlich hört der Patient auf zu krampfen. Die Sauerstoffsättigung steigt an, und alles wird gut. Da wendet sich der Oberarzt dir zu und fragt: »Was hätten Sie gemacht, wenn er nicht aufgehört hätte?« Du schweigst. »Mit welchem Medikament hätten Sie ihn aufgesättigt?«, fragt er genüsslich. Keine Antwort. »Lesen Sie sich unsere Leitlinien für den Status epilepticus noch mal durch.« Dann geht er wieder raus. Du denkst dir, ich krieg' gleich einen Anfall, und rufst den Neurologen an. Er empfiehlt dir primär Benzodiazepine zu geben, zum Beispiel Lorazepam, dann eine Aufsättigung mit Phenytoin. Als Alternativen kommen Valproat, Levetiracetam oder Phenobarbital in Betracht. Du schreibst dir seine Empfehlung und eure Leitlinie für den Status auf. Zusammen mit der zugehörigen Dosierung notierst du alles in deinem Notizbuch.

Ursachen Krampfanfall – »VITAMINE«

Vaskulär (nach Schlaganfall, Hämangiom, Aneurysma)
Infektion (Meningitis, Enzephalitis, Fieberkrampf)
Trauma, Tumor, Toxine (Drogen)
Alkohol (Alkoholentzugskrampf)
Metabolisch (Hypoglykämie)/Medikamente
Intoxikation
Nichtklassifizierbar/psychogen
Epilepsie, Eklampsie

☞ Erbrechen

Das würgende Geräusch aus dem Untersuchungszimmer, an dem du dich vorbeischleichen möchtest, das ist Erbrechen. Geh nur hinein. Oft ist eine Gastroenteritis die Ursache. Erbrechen kann aber auch als Reaktion auf Bauchschmerzen unterschiedlicher Genese (z. B. Gallenkolik, Appendizitis) auftreten oder als Überlauferbrechen bei Ileus. Auch andere Formen von Schmerzen (z. B. Herzinfarkt, Glaukom, Migräne) können Erbrechen auslösen. Weiterhin musst du neurologische/vestibuläre Ursachen berücksichtigen wie zum Beispiel erhöhten Hirndruck, Neuritis vestibularis oder Morbus Menière. Außerdem an Medikamente, Intoxikation oder Schwangerschaft denken.

Deshalb solltest du nicht nur ein bisschen auf dem Bauch herumdrücken, sondern wie immer eine ausführliche Anamnese erheben. Den Patient untersuchen, auch neurologisch. Du nimmst Blut ab. Außerdem brauchst du einen Urin-Stix (ggf. mit Schwangerschaftstest) und ein EKG.

Währenddessen läuft eine Infusion mit einem Antiemetikum. Dann sind auch schon die Laborwerte da, und du überlegst dir, ob du ein Sono machst und/oder ein anderes bildgebendes Verfahren brauchst. Oder ist dir jetzt selbst schlecht geworden, und du musst dringend mal raus?

Differenzialdiagnosen Erbrechen –»VOMITING«

Vestibulär/Vagusreiz (bei Schmerzen)

Opiate

Migräne/Metabolisch (z. B. diabetische Ketoazidose, Gastroparese, Hyperkalzämie)/Medikamente

Infektionen (z. B. Gastroenteritis, Pankreatitis, Appendizitis)

Trauma/Tumor/Toxine (z. B. Lebensmittel)

Intoxikation (z. B. Alkohol)/ICP (Hirndruck)

Neurologische und psychiatrische Ursachen

»Gestation« (Schwangerschaft)

F

M. C. Poetzsch, *Notaufnahme*,
DOI 10.1007/978-3-662-54096-1_8, © Springer-Verlag GmbH Deutschland 2017

Sechster Tag

Heute ist Samstag. Normale Menschen haben an diesem Tag frei. Du bist kein normaler Mensch. Es ist dein sechster Arbeitstag, Wochenende, und du bist allein. Alle, die unter der Woche keine Zeit hatten, zum Arzt zu gehen, kommen heute zu dir. Zusätzlich noch kranke und sehr kranke Menschen. Alle brauchen sie deine Hilfe. Dabei brauchst du selbst Hilfe: Du schaffst es, zwei Patienten mit Atemnot an die Intensivstation zu verkaufen. Dann ist diese voll, und das wird sich auch nicht mehr ändern. Ein Patient mit Brustschmerzen und einer mit einer Elektrolytentgleisung gehen auf die Wachstation. Dann ist sie voll, und das wird sich auch nicht mehr ändern. Irgendwie versuchst du das Chaos zu beherrschen, was dir nicht gelingt. Aber die Schwester ist der Meinung, du hast dich ganz gut geschlagen, und das ist ein großes Lob.

Lernziele

Fangfragen! Wie entlockst du deinen Patienten die richtigen Antworten? Außerdem lernst du die FAST-Technik kennen und weißt dich bei der Feuerwehr richtig zu verhalten. Das Wort Fortbildung hast du schon mal gehört. Dann hast du es wieder vergessen. Und Fehler passieren natürlich nur den anderen. Denn *du* bist perfekt.

Fangfragen

Manchmal braucht ein Patient eine bestimmte Diagnose. Oder keine. Je nach Bettenlage. Du kannst fragen: »Haben Sie Kopfschmerzen?« Wenn dein Patient keine Kopfschmerzen hat, wird er wahrscheinlich verneinen. Du kannst aber auch fragen:»Wenn Sie die Bauchschmerzen haben, da haben Sie doch auch so ein komisches Gefühl im Kopf, wie Kopfschmerzen?« Wenn dein Patient auf seinen Bauchschmerzen beharrt, hat er möglicherweise wirklich welche. Wenn nicht, dann ist das ein klarer Fall für den Neurologen.

Es geht natürlich auch in die andere Richtung (wenn kein Neurologe verfügbar ist): »Die Kopfschmerzen, die sie beschreiben, die strahlen doch auch in den Bauch aus, oder?« Und wenn es gar keine Betten gibt: »Aber die Bauchschmerzen, die Sie ja schon länger haben, sind die eher nicht so schlimm?« Das ist dann ein Fall für den Hausarzt.

Aber eigentlich bist du ein Arzt. (Erinnere dich!) Wenn du ernsthaft an einer Anamnese interessiert bist, solltest du natürlich offene Fragen stellen und keine Fangfragen. Zum Beispiel: »Was führt Sie zu uns?« Während der

Antwort wirst du durch eine Krankenschwester, den Oberarzt und zwei Telefonanrufe gestört. Dann denkst du noch an deine Freundin und daran, dass dich dein Chef heute so komisch angeschaut hat. Außerdem musst du noch die Winterreifen wechseln. Was war noch mal die Frage? »Sie haben also Bauchschmerzen.«

Fehler

Menschen machen Fehler. Gut ist es, wenn dabei niemand zu Schaden kommt. Besser, wenn du daraus lernen kannst. Deshalb solltest du dir einmal die Internetseite www.cirs-notfallmedizin.de (CIRS: Critical Incident Reporting System) ansehen. Dort kannst du anonym von Fehlern berichten, die dir unterlaufen sind. Und du kannst dir Fallberichte von Fehlern ansehen, die Kollegen passiert sind. Dazu sind Verbesserungsvorschläge aufgeführt. Vielleicht gibt es schon einen Fall, über den du dort berichten möchtest.

Feuerwehr

Du hast nur »Kran, Zange, Spreizer« verstanden? Dann bist du vielleicht gerade als Notarzt mit ein paar Feuerwehrmännern im Einsatz. Neben den Rettungsdienstverbänden (▶ Rettungssanitäter und -assistenten) übernehmen sie einen großen Teil der präklinischen Versorgung. Da sie oft einen handwerklichen Beruf ausüben, finden sie immer einen Weg, Patienten aus dem Auto herauszuschneiden oder mit einem Kran aus einer winzigen Wohnung im zehnten Stock herunterzuholen.

Meistens kommen noch andere Feuerwehrler hinzu, dann wird kurz diskutiert. Du hörst nur »6er Bohrer und Schraubenschlüssel«, und schon ist der Patient auf der Drehleiter oder sonst wie aus der Toilette befreit. Alle sind mit allen per Du. Und noch mehr Klischee: Alle Feuerwehrler sind kräftig, essen nur Fleisch und gehen gern in die Natur. Auf der Feuerwache gibt es eine Kletterwand, einen Teich zum Tauchen, einen Fitnessraum und eine Küche. Darin wird das Fleisch gekocht, das die nötigen Kalorien liefert, um den Notarzt-BMW mit Hundertachtzig auf Kurs zu halten und danach durch den Feuerwehrteich zu tauchen.

❗ So nicht! ☹
> »Doktor *von* Müller, bitte. So viel Zeit muss sein. Tragen Sie die Tasche, ich trage die Verantwortung.«

FAST – Focused Assessment with Sonography for Trauma

FAST ist eine schnelle Art, strukturiert eine Ultraschalluntersuchung bei Traumapatienten durchzuführen. Es geht vor allem um die Frage nach freier Flüssigkeit. Nimm einen Schallkopf in die Hand und los geht's!

1. Rechter Flankenschnitt: Flüssigkeit zwischen Niere und Leber (Morison-Pouch)?
2. Linker Flankenschnitt: Flüssigkeit zwischen Niere und Milz (Koller-Pouch)?
3. Suprapubischer Längs- und Querschnitt: Flüssigkeit im Douglas-Raum?
4. Oberbauchquerschnitt nach kranial: Perikarderguss?

Ergänzend kannst du ein »extended FAST« (eFAST) durchführen: den Schallkopf parasternal auf beiden Seiten im Bereich des 3. Interkostalraums ansetzen zur Abklärung eines eventuellen Pneumothorax. Oberhalb des Koller- und Morrisson-Pouch nach einem Pleuraerguss bzw. einem Hämatothorax suchen.

Wenn du mit dem FAST-Ultraschall durch bist und noch Zeit hast, wirf einen Blick auf Leber, Gallenblase und Gallengang. Gibt es Raumforderungen in der Leber? Sind Gallensteine zu sehen? Ist die Gallenblasenwand verdickt? Den Gallengang siehst du gut im sog. CPC-Schnitt (Ductus **c**holedochus, V. **p**orta, V. **c**ava). Wenn du die V. cava ausmisst, kannst du gleich noch beurteilen, ob dein Patient gestaut oder trocken ist. Im Flankenschnitt siehst du, ob ein Harnstau vorliegt. Und wenn du einen Perikarderguss suchst, schaust du dir auch gleich die Aorta an. Dann hast du schon ziemlich viel gesehen.

◻ Tab. F1 Sonografische Normwerte

Aorta	< 2,5 cm
Gallenblase	11 × 4 cm präprandial
Gallenblasenwand	0,4 bzw. bis 0,7 cm postprandial
Gallengang	< 0,6 bzw. < 0,9 cm nach Cholezystektomie < 0,4 cm intrahepatisch
Lebervenen	< 0,7 cm
V. porta	< 1,3 cm
V. cava	< 2,0 cm
Milz	4 × 7 × 11 cm
Niere	10–12 × 4–6 cm

Fortbildung

Es gibt Fortbildungen.

Wenn nicht...

- ...dein Chef gerade diese Fortbildung ungeeignet findet.
- ...die Fortbildung, die du machen möchtest, bald auch in deinem Krankenhaus umsonst angeboten wird. Irgendwann einmal, irgendwie einmal.
- ...die Oberärzte schon das ganze Fortbildungsbudget aufgebraucht hätten.
- ...sowieso überhaupt gar kein Geld mehr da wäre.

Dann gibt es Fortbildungen.

Funktionsoberarzt

Oberarzt mit weniger Gehalt, der zusätzlich zur Oberarzttätigkeit Assistentenaufgaben erledigen muss. So lange, bis einer der anderen Oberärzte aufgibt, vergiftet wird oder die Stelle durch »andere Umstände« frei wird. Wenn aber dann plötzlich doch der Sohn vom Freund des Chefs die versprochene Stelle bekommt, dann bleibt nur noch der Weg in die Allgemeinmedizin. Vielleicht nicht der Schlechteste…

☞ Fieber

Patienten mit Fieber sollten in der Notaufnahme innerhalb von 30 Minuten gesehen werden.

Bei Verdacht auf ▶ SIRS/Sepsis musst du schnell sein! Fieber kann viele verschiedene Ursachen haben: zunächst einmal alle Arten von Infektionen (Bakterien, Viren, Parasiten, Pilze); dann rheumatische und Autoimmunerkrankungen (z. B. Lupus, Morbus Crohn). Tumoren können Fieber verursachen; seltener: Medikamente, Exsikkose, posttraumatisch und psychogen.

Fieber unklarer Genese (»fever/pyrexia of unknown origin«, FUO/PUO) ist ein weites Feld. Allein bei Infektionen finden sich rückblickend unter anderem Erkrankungen wie Abszesse, Cholangitiden, Sinusitis, Endokarditis, Osteomyelitis, Fremdkörper, Tbc, Lues, EBV etc. Bei älteren Patienten ist die Arteriitis temporalis die häufigste Ursache für ein unklares Fieber. Bei Patienten, die schon länger an unklarem Fieber leiden, sollte deine Anamnese einschließen: Sexual-, Reise-, Arbeits-, Familienanamnese, Ernährung, Tierkontakte, Medikamente, Drogen… Generell verursachen bakterielle Infekte eher ein kontinuierliches Fieber. Dies wird aber durch Antibiotika oft verschleiert.

Spannend, nur: Du bist nicht *Dr. House* und musst das nicht alles in der Notaufnahme abklären. Wenn keine Sepsis/SIRS-Kriterien vorliegen, dann erst mal Blutkulturen und ein breites Labor, außerdem Urin-Stix und Kultur sowie bildgebende Verfahren (Röntgen-Thorax, Bauch-Sono, CT). Danach können sich deine Kollegen auf der Station den Kopf zerbrechen.

Differenzialdiagnosen Fieber

»TIA« – **T**umor, **I**nfektion, **A**utoimmun.

G

M. C. Poetzsch, *Notaufnahme*,
DOI 10.1007/978-3-662-54096-1_9, © Springer-Verlag GmbH Deutschland 2017

Am siebten Tag…

…hat irgendwer geruht. Du musst arbeiten. Nach deinem gestrigen Tag stellst du dich auf das Härteste ein. Doch als du eintriffst, herrscht eine fast unnatürliche Stille. Jemand hat Brötchen mitgebracht, es gibt echten Kaffee. Die Stimmung ist gelöst. Nach dem Frühstück kannst du dir in Ruhe einen Patienten mit seit Wochen bestehendem unklarem Fieber anschauen. Gut dass du dich nochmal eingelesen hast. Obwohl alle Untersuchungen auch ambulant durchgeführt werden könnten, ist er jetzt hier. Denn am Sonntag hat der Hausarzt zu, und außerdem hat der Patient gar keinen.

Plötzlich kommt unangemeldet ein Patient mit starker Atemnot. Da fällt dir ein, dass es keine Intensivbetten gibt. Es handelt sich um einen Asthmaanfall, eine Intubation ist zum Glück nicht notwendig. Aber jetzt liegen schon zwei Patienten mit Bauchschmerzen in den Untersuchungsräumen, davon mindestens einer mit akutem Abdomen. Und plötzlich spaziert noch ein Fußgänger mit Brustschmerzen herein. Dir ist nicht langweilig.

Irgendwann fällt dir wieder dein Patient mit unklarem Fieber ein. Seine Blutwerte, Urin und Röntgen sind unauffällig. Nachdem er 5 Stunden gewartet hat, möchte er nicht mehr im Krankenhaus bleiben. Dann soll er zum Hausarzt gehen. Er hat keinen. Das ist nicht dein Problem. Du lernst schnell.

Lernziele

Vorsicht! Irgendwann wird jemand versuchen, dir etwas über medizinische Geräte zu erzählen. Das Wort Gleichberechtigung hast du schon einmal gehört. Aber nicht im Krankenhaus. Was aber wirklich wichtig ist: Du weißt, was ein Gomer ist.

Geräteeinweisung

Die Geräteeinweisung stellt einen wichtigen und markanten Punkt in deiner Ausbildung dar. Dein Leben als Arzt wird sich vielleicht danach ändern. Denn nur wer an den Geräten (Beatmungsmaschine, Infusomat, Perfusor, Defibrillator etc.) eingewiesen wurde, kann auch für seine Fehler haften. Deshalb nimmt sich dein persönlicher Geräte-Einweisungs-Oberarzt viel Zeit für diesen ärztlichen Initiationsritus. Mindestens eine halbe Stunde. Wenn du eingewiesen bist, gehörst du dazu. Nun darf dir an den Geräten kein Fehler mehr passieren. Sonst bist du dran! Deshalb den Geräte-Einweisungs-Oberarzt frühzeitig identifizieren und meiden.

Gleichberechtigung

Im Krankenhaus gilt der Grundsatz: Alle sind bleich. Ansonsten gibt es eine klare Rangordnung. Der Chefarzt steht fast ganz oben. Über ihm gibt es nur den Medizinischen Direktor, McKinsey und Gott. Unter ihm geht es von den Oberärzten zu den gewöhnlichen Ärzten steil abwärts. Und du freust dich natürlich über jeden Praktikanten, dem du das Leben zur Hölle machen kannst.

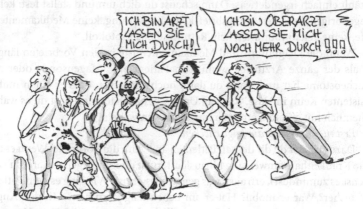

◻ Abb. G1

Gomer

Jeder in der Notaufnahme weiß, was ein Gomer ist: »Get-out-of-my-emergency-room«. Dieser Begriff entstammt dem Medizinerkultbuch ▶ House of God (Shem, 1978) und hat sich über die Jahre durchgesetzt. Und warum? Anscheinend bedeutet bessere Medizin auch mehr Gomer. Wenn jeder heilbar ist, wird dann der Körper irgendwann zur Maschine degradiert, deren Teile man beliebig austauschen kann? Die medizinische Ethik hinkt dem medizinischen Fortschritt hinterher. Das ist traurig. Aber es ist nun einmal eine Tatsache, dass es immer mehr Gomer gibt.

Die Patienten sind nach medizinischen Kriterien leitliniengerecht versorgt, aber im sozialen Bereich besteht eine Unterversorgung. Hier läuft etwas falsch, und du bekommst es in der Notaufnahme zu spüren. Die Gomer schlucken Medikamente, die irgendein Arzt ihnen irgendwann verordnet hat.

Sie stürzen im Pflegeheim auf dem Weg zur Toilette oder fallen aus dem Bett. Wer kann schon ständig auf sie aufpassen? Jemand bestellt einen Krankenwagen, und dann kommen sie zu dir. Willkommen in der Notaufnahme. Ein Blick durch die Tür: Auch wenn es nicht so aussieht, dein Patient lebt.

Du stehst vor dem Patienten und würdest ihn gern fragen, was passiert ist: Warum er hier ist, ob er Schmerzen hat. Aber auf jede deiner Fragen lautet die Antwort »Neineineineinein…« Wenn du überhaupt eine Antwort bekommst. Vielleicht spricht dein Patient auch gar nicht mit dir, oder er stöhnt nur oder erzählt einfach irgendetwas. Dann schaust du dich um und stellst fest: keine Angehörigen, kein Verlegungsbrief, keine Einweisung, keine Medikamentenliste, keine Telefonnummer, kein Rettungsdienstprotokoll.

Wenn die Diagnosen- und Medikamentenliste in den Vorbriefen länger ist als der ganze Arztbrief, wenn dein Patient eine Magensonde oder ein Tracheostoma hat und wenn du dann noch entdeckst, dass er einen multiresistenten Keim in Nase, Rachen, Unterschenkel hat, dann hast du es wahrscheinlich mit einem Gomer zu tun. Nicht verzweifeln!

Erst mal musst du die Lage checken.

Dazu schaust du dir deinen Patienten an. Dann die Vorbriefe. Wenn es auf eine Krankenhauseinweisung hinausläuft, rufst du im Pflegeheim an (du versuchst es zumindest), erfragst, was genau passiert ist. Wie ging es dem Patienten bisher? War er mobil? Hat er am Leben teilgenommen? Mit den Angehörigen sprechen: Was ist der mutmaßliche Patientenwille? Den Hausarzt anrufen: Gibt es eine Patientenverfügung? Welche Medikamente nimmt der Patient? Gibt es Allergien? Wenn es sich nur um eine Prellung oder Schnittwunde handelt, machst du natürlich gar nichts. Lediglich ein Röntgenbild oder ein paar Stiche, dann verlegst du den Patienten zurück.

Was könntest du tun?

Alle Medikamente absetzen. Braucht die bettlägrige 94-jährige Frau mit der Magensonde noch eine Osteoporoseprophylaxe? Braucht sie einen Magenschutz? Braucht sie einen Lipidsenker? Vereinbaren, dass, falls noch nicht geschehen, bald eine Patientenverfügung erstellt wird. Mit Hausarzt und Angehörigen besprechen, ob und unter welchen Umständen eine Krankenhauseinweisung notwendig ist und erfolgen soll. Dann die notwendigen Untersuchungen veranlassen, auf alles Unnötige verzichten und den Patienten so bald wie möglich zurückverlegen.

Was wirst du tun?

Nach einer Stunde Telefonieren wird dir bewusst, dass du nicht der Hausarzt bist und auch nicht in einer Praxis arbeitest, sondern in der Notaufnahme.

Es liegen noch zehn ungesehene Patienten draußen, wovon mindestens drei schwerkrank sind und starke Schmerzen haben. Deshalb konzentrierst du dich auf das Wesentliche:

Hat dein Patient eine Kopfplatzwunde? Dann bekommt er ein Schädel-CT. Schließlich kannst du ihn neurologisch nicht beurteilen. Es hat zwar keine therapeutische Konsequenz, aber das ist nicht dein Problem. Wenn er wieder zurückgekommen und das Bild unauffällig ist, kannst du einen Rücktransport ins Heim bestellen und die Kopfplatzwunde nähen. Außerdem führst du eine Ganzkörperuntersuchung durch. Gibt es irgendwo Prellmarken, Abschürfungen? Tut es an einer Stelle besonders weh? Ist irgendetwas geschwollen, gerötet, entzündet? Liegen Fehlstellungen vor?

Alle weiteren Wunden werden versorgt. Bei der brüchigen Haut sind meistens nur Steri-Strips möglich. Im Zweifel Röntgen veranlassen. Überlege dir gut, ob eine Blutentnahme wirklich notwendig ist. Meistens kommt irgendetwas Ungesundes dabei heraus. Bei Verdacht auf Schenkelhalsfraktur Blut abnehmen, aber erst bei Frakturnachweis wegschicken. Verschlechterte Allgemeinzustände (▶ Schlaz) bekommen eine Blutentnahme, ein Röntgen-Thorax und einen Urin-Stix und sind im Zweifel einfach exsikkiert.

Gomer bringen Keime aus dem Pflegeheim mit. Bei wem einmal ein multiresistenter Keim (▶ MRSA-Patienten) gefunden wurde, der ist im Krankenhaus sozial isoliert. »Vorsicht! Eintritt nur in Schutzkleidung!« Wenn sie dann aus dem Krankenhaus entlassen sind, können sie wieder ihre Zimmernachbarn anstecken. Bis zum nächsten Mal, wenn sie jemand auf dem Boden gefunden hat, weil sie einen Harnwegsinfekt haben oder sich einfach niemand um sie kümmert. Ein Drehtüreffekt, der nur durch mehr Betreuung in den Heimen, mehr Präsenz der Hausärzte, ein besseres soziales Netz verhindert werden könnte.

Jeder wird alt. Auch Ärzte. Am besten, du lässt dir »Keine Reanimation!« auf den Brustkorb tätowieren. Auf dem Bauch steht: »Hier darf keine Magensonde rein.« Und am Hals klebt ein Schild: »Bitte keine Trachealkanüle.« Die Patientenverfügung liegt nicht nur in der Krankenakte, sie ist an die Tür genagelt. Wahrscheinlich wird man dich trotzdem reanimieren, um dich dann mit einer Magensonde in ein Pflegeheim zu legen.

Manchmal macht Medizin Angst.

☞ Globusgefühl

Der Mann sitzt sichtlich aufgeregt im Behandlungszimmer. Als du herein-
kommst, geht er gleich auf dich zu: »In meinem Hals ist irgendetwas. Wahrscheinlich ein Tumor.« Mit großen Augen sieht er dich an, seine Finger greifen
hektisch ins Leere, er geht auf und ab.

Welche Möglichkeiten gibt es?

- Er könnte einen Tumor in seinem Hals haben.
- Er könnte keinen Tumor in seinem Hals haben.

Du fragst ihn nach seinen Beschwerden, seit wann sie bestehen und was sie
auslöst. Er berichtet, dass er schon seit längerem ein Engegefühl in seinem
Hals habe. Dieses trete anfallsweise auf. Sonst hat der Mann keine Vorerkrankungen. Du hörst ihm zu, so gut du kannst, und untersuchst ihn. Du kannst
nichts Auffälliges finden. Kein unmittelbarer Handlungsbedarf. Währenddessen sagt eine Stimme in deinem Kopf die ganze Zeit »Psycho, Psycho,
Psycho«. Du kannst sie nicht abstellen. Ist es die Uhrzeit oder weil er dich so
ansieht oder hörst du Stimmen?

Du versuchst eine ärztliche Miene aufzusetzen, aber du bist einfach nur
unfrisiert, und die Stimme in deinem Kopf sagt immer noch »Psycho«. Er
sieht dich fragend an. Kommt sie jetzt, die Superdiagnose? Doch du sagst nur:
»Also, ich kann da nichts Schlimmes sehen.« Enttäuschung. Wieder so ein
Versager. Du setzt zu einer Erklärung an: »Ich bin natürlich kein HNO-Arzt,
der eine Laryngoskopie bei Ihnen vornehmen könnte…« Er unterbricht dich:
»Gibt es hier einen HNO-Arzt?«»Nicht in diesem Krankenhaus, aber in einem
anderen, nicht weit von hier.« »Gut, dann fahre ich dort hin.« Er springt auf
und rennt aus dem Behandlungszimmer. Du versuchst ihm noch hinterher-
zurufen. Aber er ist schon weg.

Immerhin hat noch nie ein Patient die Notaufnahme so schnell wieder verlassen. Aber etwas ist hier schief gelaufen. Wenn du in einer Notaufnahme
arbeitest, ist es auch dein Job, den Patienten Angst zu nehmen. Deshalb kommen
viele Menschen hierher. Sie haben Angst. Angst vor einer schlimmen Krankheit,
Angst zu sterben. Du musst deine Patienten und ihre Sorgen ernst nehmen.

Globusgefühl ist nur eines von vielen möglicherweise psychosomatisch
bedingten Symptomen. Woher soll ein Laie wissen, dass das Engegefühl im
Hals meistens nichts mit einem Tumor zu tun hat? Hättest du es gewusst?

Du inspizierst den Rachenraum. Ist irgendetwas geschwollen? Gibt es
Allergien? Bei der körperlichen Untersuchung solltest du außerdem auf die

Schilddrüse achten. Besteht eine Schluckstörung oder ein lokaler Druckschmerz? Gibt es ein Problem mit dem Magen?

Differenzialdiagnostisch solltest du unter anderem an ein Zenker-Divertikel, eine Refluxerkrankung, neurologische Störungen und an eine Stimmbanddysfunktion denken. Du schließt akute Probleme aus und kannst deinen Patienten vielleicht beruhigen. Es besteht keine unmittelbare Gefahr. Letztendlich ist wieder der Hausarzt gefragt. Vielleicht kennt er den Patienten und seine soziale Situation besser. Er kann mit ihm ein ausführliches Gespräch führen und ihn dann immer noch zum HNO-Arzt überweisen.

H

M. C. Poetzsch, *Notaufnahme*,
DOI 10.1007/978-3-662-54096-1_10, © Springer-Verlag GmbH Deutschland 2017

Achter Tag

Beim Schreiben des Dienstplanes muss ein Fehler unterlaufen sein. Du hast am achten Tag frei. Du vergewisserst dich mehrmals. Die ganze Zeit rechnest du mit einem Telefonanruf:»Wo bleiben Sie? Hier sterben Menschen!« Aber niemand ruft dich an.

Du hast dir viel vorgenommen für deinen freien Tag. Dein Fahrrad reparieren, einkaufen gehen, deinen Schreibtisch aufräumen, Bankgeschäfte. Aber du schaffst gar nichts. Als du am Abend endlich den Fernseher ausschaltest, vermisst du fast deinen neuen Arbeitsplatz. Mit dir selbst weißt du nichts anzufangen. Wirst du krank? Oder brauchst du jetzt schon Urlaub?

Lernziele

Du erfährst etwas über Handys, Hafenfahrten und das Halteverbot. Du lernst die wichtigsten Regeln des *House of God* kennen. Was ist ein chirurgischer Herzinfarkt, und wie gehst du mit hyperventilierenden Hypochondern um? Es ist einiges geboten.

Hafenrundfahrt, kleine

Der Patient liegt mit angewinkelten Beinen. Einmal den Finger in den Po stecken und herumdrehen, am besten mit Gleitcreme (z. B. Vaseline). Was tastest du? Analkanal, Rektum (Ampulla recti), Prostata bzw. Zervix. Was kannst du beurteilen? Sphinktertonus (z. B. Analfissur), Stenosen (z. B. Morbus Crohn), Resistenzen (z. B. Karzinom), Prostatakonsistenz- und größe (z. B. Prostatahyperplasie), Stuhl (Blut?).

Wenn Chefärzte am Ende der Visite nicht nach dem Urin oder den Elektrolyten fragen, dann nach der rektalen Untersuchung. Und tatsächlich sollte ein Analkarzinom nicht erst bei der Koloskopie auffallen. Es reicht aber auch, die rektale Untersuchung einmal durchzuführen.

Halteverbot

Kein absolutes Halteverbot wird weniger beachtet als das vor Notaufnahmen. Aber da du dir mit deinem Arztgehalt keine schwarze Limousine (▶ Limousinen) oder einen eigenen Rettungswagen leisten kannst, musst du auch weiterhin für das Parkhaus zahlen.

Handy

Handys sind in der Notaufnahme verboten. Angeblich wegen irgendwelcher Frequenzen, die irgendetwas stören. Was denn? Die Blasenkatheter? Die Beatmungsgeräte? Die Notaufnahme stürzt nicht ab, wenn ein Patient im Wartebereich telefoniert. Jeder hat sein Handy an.

Der eigentliche Grund ist, dass es einfach wahnsinnig nervt, wenn Patienten ständig telefonieren. Stell dein eigenes Handy auf lautlos, und sei weiter ständig für deine Freunde, Verwandten und Patienten erreichbar.

Herzinfarkt, chirurgischer

Bei einem chirurgischen Herzinfarkt sind die ST-Hebungen so auffällig, dass sie sogar von einem Chirurgen erkannt werden können.

House of God

Du hast es noch nicht gelesen? *House of God* wird manchmal als die »Mediziner-Bibel« bezeichnet. Das Buch wurde von dem Amerikaner Samuel Shem vor über 30 Jahren geschrieben [Shem, 1978]. Vieles was darin in zynischer Form kritisiert wurde, ist immer noch aktuell. Denn seit damals hat sich in mancher Hinsicht nichts geändert. Auch nicht in Deutschland. Im Gegenteil. Traurig eigentlich. Wörter wie ► Gomer oder ► Turf sind allgemeiner Krankenhausjargon. Trotzdem können dir die Regeln im Alltagswahnsinn der Notaufnahme helfen. Das Wichtigste hier in Kürze. Bitte nicht wörtlich nehmen:

- »Gomers don't die.« (Regel I)
  Du hast es dir schon oft gedacht. Wenn du den Patienten gesehen hast. Wenn du die Blutwerte gesehen hast, das EKG. Das ist nicht mit dem Leben vereinbar. – Ist es doch.
- »Gomers go to ground.« (Regel II)
  Und leider fallen sie immer wieder aus den Betten und brechen sich dabei zum Beispiel den Schenkelhals. Dann kommen sie zu dir.
- »In case of a cardiac arrest the first procedure is to take your own pulse.« (Regel III)
  Nur so gelingt es dir bei Reanimationen ruhig zu bleiben.

- »The patient is the one with the disease.« (Regel IV)
  Das solltest du dir manchmal vorsagen. Es kann helfen. Zum Beispiel wenn du verschwitzt am Bett eines isolierten Patienten kniest und schreien möchtest, weil du einfach keine Vene findest. Oder wenn noch zehn ungesehene Patienten draußen sind. Wenn dein Funk zwanzigmal geht. Wenn alle etwas von dir wollen. Dann schrei es heraus.
- »If you don't take a temperature you can't find a fever.« (Regel X)
  Das ist der Grund, warum du bestimmten Patienten erst gar nicht Blut abnimmst. Es hat dir bisher viel Ärger erspart. Beklagt hat sich darüber noch keiner.
- Und ganz wichtig: »▶ Placement comes first.« (Regel V)
  Besser lässt sich die Arbeit in einer Notaufnahme nicht beschreiben.

Hurra-Gomer

Ein Hurra-Gomer antwortert auf jede Frage mit Hurra! »Wann sind Sie geboren?« »Hurra!« »Haben Sie Schmerzen?« »Hurra!« »Wissen Sie, wo Sie hier sind?« »Hurra!«

HWI

Abkürzungen können verwirren. Deshalb sollte man sie vermeiden! Hat dein Patient nun einen HWI wie Harnwegsinfekt oder wie Hinterwandinfarkt? Das macht schon einen Unterschied. Aber vielleicht hat er auch eine LAE (Lungenembolie)? Oder eine SAB (Subarachnoidalblutung), die macht auch solche Symptome. Brennen beim Wasserlassen oder Brustschmerzen? Im HKL (Herzkatheterlabor) zeigt sich dann: Es war ein MKI (Myokardinfarkt), genauer ein HWI.

Hypochonder

Zieht eine Notaufnahme eingebildete Kranke an? Schließlich sollst du nicht nur Erkrankungen behandeln, sondern auch ausschließen. Dieser stechende Brustschmerz, ist es doch kein Herzinfarkt? In 4 Stunden wissen wir mehr. Lungenentzündung? Wir machen ein Röntgenbild. Darmblutung? Blutabnahme, kleine Hafenrundfahrt. Zum Glück alles in Ordnung.

Aber leider findet sich auch immer irgendetwas. Vorsicht vor dicken Ordnern mit gesammelten Krankengeschichten. Dann in der Anamnese auf *ein* Symptom beschränken – entweder auf die Brustschmerzen oder das Taubheitsgefühl im Kopf. Ein harter Bauch ist in diesem Fall als luftgefüllt und der Allgemeinzustand immer als gut zu betrachten.

Doch wenn plötzlich das Troponin erhöht ist, nur weil jemand es bestimmt hat, dann gibt es kein Zurück mehr. Oder noch schlimmer, das D-Dimer oder das Laktat. Diese Werte können immer erhöht sein, wahrscheinlich auch bei Blähungen. Aber leider auch bei Lungenembolien und Mesenterialischämien. »Wer hat überhaupt das verdammte D-Dimer angefordert?«, heißt es oft in den Frühbesprechungen. Und dann will es wieder keiner gewesen sein.

Wenn du solche Laborwerte abnimmst, hast du die A-Karte gezogen. Dann hilft nur noch ein Anruf im Labor mit verstellter Stimme: »Bitte stornieren Sie folgenden Auftrag…« »Wer spricht?« »Mein Name tut nichts zur Sache.« Aufgelegt. So bleibt der Patient gesund und wird vor unnötiger Diagnostik bewahrt. Die kleinen Zettel der Blutgasanalysen, von übereifrigen Studenten angefertigt – vernichten! Manche EKGs sind nie geschrieben worden, und Urin- oder Blutkulturen finden wie von selbst den Weg in die Tonne. So wird der Patient nicht beunruhigt, der Arzt muss sich nicht rechtfertigen, und es entstehen keine krankenhausgezüchteten Angststörungen. Für den Rest der Woche sind die anderen Häuser zuständig.

Wenn du denkst, dein Patient leidet wahrscheinlich an einer somatoformen Störung, tust du ihm keinen Gefallen, wenn du zu viele Untersuchungen veranlasst. Irgendetwas Pathologisches findet sich immer. Aber jetzt kommt es:

❯ Auch eingebildete Kranke können krank sein.

Deshalb musst du unvoreingenommen sein und darfst dich nicht von deinen oder den Erwartungen anderer beeinflussen lassen. Mach dir selbst ein Bild und versuche jeden Patienten ernst zu nehmen. So wie du es für dich oder deine Angehörigen auch wünschen würdest.

Du wirst es in der Notaufnahme sehr oft mit Patienten zu tun haben, die in irgendeiner Form psychische Probleme haben. Informiere dich über psychische Anlauf- und Beratungsstellen. So kannst du deinem Patienten Adressen mit auf den Weg geben. Dabei solltest du versuchen, ihn nicht vor den Kopf zu stoßen: »Sie bilden sich das alles nur ein. Gehen Sie endlich zu einem Psychiater.«

Stattdessen könntest du ihm erklären, dass es sich sehr wahrscheinlich nicht um eine akute körperliche Erkrankung handelt: »Es besteht also unmittelbar keine Gefahr für Sie. Sprechen Sie doch noch einmal mit Ihrem Hausarzt darüber. Ich könnte Ihnen auch eine Adresse für eine Anlaufstelle mitgeben. Dort arbeiten Psychotherapeuten, die Sie über Entspannungstechniken beraten können.«

ICD-10: Somatoforme Störung

»…wiederholte Darbietung körperlicher Symptome in Verbindung mit hartnäckigen Forderungen nach medizinischen Untersuchungen trotz wiederholter negativer Ergebnisse und Versicherung der Ärzte, dass die Symptome nicht körperlich begründbar sind. Wenn somatische Störungen vorhanden sind, erklären sie nicht die Art und das Ausmaß der Symptome, das Leiden und die innerliche Beteiligung des Patienten.« [Deutsches Institut für Medizinische Dokumentation und Information, ICD-10-GM, 2013]

☞ Hyperventilation

Schon nach deiner ersten Woche fällt dir auf, dass in den Rettungsdienstprotokollen häufig »V. a. Hyperventilation« steht. Tatsächlich siehst du viele Patienten mit folgenden Symptomen: Erregung, Angst, Tachykardie, Taubheitsgefühle und Schweißausbrüche.

Oft ist die Diagnose schon durch den Rettungsdienst gebahnt. Die Schwester zwinkert dir zu. »Wieder so eine junge Frau.« Du redest mit der jungen Frau. Sie hat viel Stress zurzeit. Sie macht gerade eine Trennung durch, fühlt sich allein. Du beruhigst sie. Die Schwester kommt herein und fragt: »Brauchen wir ein EKG?« »Ich denke nein«, willst du gerade sagen, da fallen dir mögliche Symptome einer Lungenembolie ein. Darunter unter anderem auch Erregung, Angst und Tachykardie. Was ist jetzt zu tun?

Zunächst musst du deine Anamnese noch mal von vorn beginnen. Streiche »V. a. Hyperventilation« bzw. Hyperventilationssyndrom aus deinem Kopf und führe ein Gespräch, ohne vorher eine Diagnose anzunehmen. Vor allem wenn du sie nicht selbst gestellt hast. Bist du sicher, dass es sich um eine Hyperventilation handelt? Besteht eine psychische Stresssituation? Oder besteht Atemnot und deshalb eine psychische Stresssituation?

Da du in einem Krankenhaus arbeitest, kannst du dir den Luxus einer Blutuntersuchung mit einer Blutgasanalyse erlauben. In diesem Fall würde eine respiratorische Alkalose vorliegen. Lass dich nicht dazu verleiten, auf Untersuchungen zu verzichten, nur um dich bei der Pflege beliebt zu machen. Differenzialdiagnostisch kannst du die ganze Palette der Dyspnoe durchgehen. Eine Hyperventilation kann unter anderem durch Schmerzen, Schwangerschaft, Intoxikation oder Sepsis verursacht werden.

Klassische Symptome einer Hyperventilation sind Parästhesien und Muskelspasmen um den Mund herum und an den Händen (Pfötchenstellung). Sie kann bei psychisch belastenden Situationen oder zum Beispiel im Rahmen einer Angststörung auftreten. Vielleicht hat deine Patientin schon öfter ähnliche Zustände erlebt. Du kannst mit ihr reden und sie beruhigen. Erkläre ihr, dass das Taubheitsgefühl ganz normal ist. Die sog. Tütenrückatmung wirkt eher aufregend. Oft reicht ein langsames Atmen, gegebenenfalls in die hohlen Hände. Meist ist dann eine Sedierung gar nicht mehr notwendig. Es schadet aber auch nicht, wenn du der Patientin eine »Notfalltablette« mitgibst.

I

M. C. Poetzsch, *Notaufnahme*,
DOI 10.1007/978-3-662-54096-1_11, © Springer-Verlag GmbH Deutschland 2017

Neunter Tag

Die Frau hat starke Bauchschmerzen. Du denkst an die Risikofaktoren für Gallensteine (»female, fat, forty, fertile, fair, family«). Die Patientin ist immerhin vierzig, blond und bestimmt auch fruchtbar. Warum siehst du dann keine Gallensteine im Sono? Nach 20 Minuten fällt dir die Narbe auf ihrem Bauch auf. Sie hat keine Gallenblase. Du hättest sie auch danach fragen können. Sie ist kein Gomer. Sie kann mit dir sprechen. Hast du es schon verlernt?

Als du heute Morgen zum Dienst gegangen bist, hast du dich gefühlt, als hättest du einen schlimmen Kater. Doch du hast gestern nur Kamillentee getrunken. Und jetzt siehst du schon den dritten Patienten mit Bauchschmerzen. Hast du nur aus Solidarität Durchfall? Oder war es einfach der Kaffee? Egal. »The patient is the one with the disease.«

Als du gerade ins nächste Zimmer gehen willst, ruft dich die Schwester zu einem Patienten hinzu. Er bekommt schlecht Luft. Infektexazerbierte COPD, so steht's zumindest auf dem Einweisungsschein. Aber nach einer halben Stunde inhalieren und viel Kortison ist es nicht besser geworden. Das letzte Pulmo-Bett ist für den Patienten reserviert. »Kann er jetzt rauf?«, fragt die Schwester, »wir brauchen das Zimmer.« Du willst schon dein OK geben, da erinnerst du dich, dass du den Patienten noch gar nicht untersucht hast.

Dir fällt sein geschwollener rechter Unterschenkel auf. Du forderst ein D-Dimer nach. Alle sind genervt. Eine halbe Stunde später hast du das Ergebnis und schickst deinen Patienten ins CT. Resultat: ausgeprägte beidseitige Lungenembolie! Du kommst dir fast vor wie *Dr. House*. Leider fällt es sonst keinem auf. Manchmal muss man sich selbst auf die Schulter klopfen.

Lernziele

Nicht alle Patienten können auf neurologische Stationen geturft werden. Manche müssen auch auf eine Intensivstation verlegt werden. Weil das manchmal gar nicht so leicht ist, lernst du in diesem Kapitel, wie du dabei am besten vorgehst. Wenn du schnell Patienten aus der Notaufnahme auf die Intensivstation verlegen kannst, bist du schon ein halber Notfallmediziner. Außerdem wird dein Beliebtheitsgrad in der Notaufnahme steigen. Du lernst auch, was ein Internist ist. Dies bestärkt dich, die Zeit in der Notaufnahme durchzuziehen. Dort wirst du häufig mit dem Bild der Intoxikation konfrontiert. Deshalb liest du dir diesen Punkt nochmals aufmerksam durch.

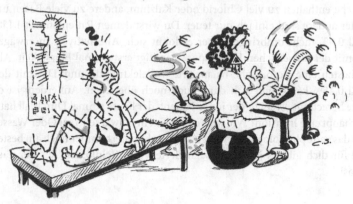

□ Abb. I1

IgeL-Leistungen

Freue dich. In der Notaufnahme musst du (noch) keine IGeL-Leistungen anbieten. Bei Rückenschmerzen gibt es Tabletten, und bei Kopfschmerzen Tabletten oder ein CT. Begriffe wie »metabolic balance« und Manager-Check-up sind hier unbekannt. Egal wie wenig kundenorientiert du bist, es gibt immer das gleiche Gehalt. Niemand muss dafür geschröpft werden.

Infusion

Hast du dir mal Gedanken gemacht, was da in deine Patienten hineintropft? Ist es NaCl oder Ringer-Laktat oder Sterofundin oder Ionosteril oder von allem ein bisschen? Wenn du gerade frisch von der Intensivstation kommst und in der Notaufnahme eine Infusion aus NaCl 0,45% gemischt mit ⅓ Glucose 5% auf 42 ml pro Stunde anordnest, dann bekommst du möglicherweise ein Problem mit den Pflegekräften. Oder du musst das alles selbst zusammenmischen. Warum also nicht einfach 500 ml vom guten alten Natriumchlorid? Das Problem ist nur, dass darin nicht nur 10% mehr Natrium, sondern auch 50% mehr Chlorid enthalten sind, als das physiologisch beim Menschen der

Fall ist. Das verursacht eine metabolische hyperchlorämische Azidose und ist ziemlich unphysiologisch. Deshalb ist NaCl gerade etwas in Verruf geraten. Leider sind andere Lösungen auch nicht über jeden Zweifel erhaben. Manche enthalten zu viel Chlorid oder Kalzium, andere zu viele Basen und wieder andere sind einfach nur teuer. Du wirst deinen Patienten mit 1 Liter NaCl 0,9% nicht umbringen, aber es lohnt sich, Alternativen zu erwägen. Der mit der diabetischen Ketoazidose benötigt erst einmal Flüssigkeit. Also am besten eine isotonische balancierte Vollelektrolytlösung. Das mit dem NaCl 0,45% kann man sich dann auch noch überlegen. Außerdem ist die Frage berechtigt: Braucht der junge Patient, der heute einmal Durchfall hatte, überhaupt eine Infusion? Wie wäre es mit einem schwarzen Tee? Oder Wasser? Und das ganz physiologisch: trinken. Das funktioniert immer noch am besten. Und für dich gibt es jetzt eine balancierte Vollkoffeinlösung aus der Tasse per os!

Intensivstation

Die Intensivstation ist ein weit entfernter Ort voller Sehnsucht und Verlangen. Weit entfernt, denn der instabile Patient muss mit halbleerer Sauerstoffflasche und ständig piepsendem Beatmungsgerät durch lange Gänge, Räume und Schächte zur Intensivstation gefahren werden. Voller Sehnsucht und Verlangen, weil Intensivstationen immer voll sind.

Bevor ein Patient übernommen werden kann, müssen noch viele Dinge erledigt werden: Bettplatz putzen, Kaffee trinken, Übergabe. Das kann dauern, denn der Platz wird sehr intensiv geputzt. Das Problem: Notaufnahmen brauchen schnell Intensivbetten. Intensivstationen haben manchmal kein Bett frei. Beide sind überlastet. Beide sollen mit weniger Personal mehr Patienten durchschleusen, und das mit maximaler Gewinnspanne. Der Klinikdirektor und seine Komplizen von der Unternehmensberatung wollen immer jeden Patienten aufnehmen. Da ergeben sich Probleme.

Tipps zum Umgang mit der Intensivstation

Wenn du einen Patienten auf die Intensivstation verlegen möchtest, dann sollte er *intensivpflichtig* sein. Das musst du auch so kommunizieren. Intensivpflichtig sind nicht nur Patienten, die unmittelbar vital bedroht sind. (Auch wenn das von Intensivmedizinern gern so gesehen wird.) Es handelt sich auch um Patienten, deren Zustand besonders intensive Überwachungs- und Behandlungsmaßnahmen erfordert. Grund kann eine Kreislaufinstabilität oder eine respiratorische Insuffizienz sein. Auch Patienten, die einen sehr hohen Pflegeaufwand erfordern, oder delirante Patienten müssen unter Umständen auf einer Intensivstation betreut werden. Es gibt viele Gründe.

Manchmal musst du es vielleicht etwas drastischer darstellen. Formulierungen wie »eigentlich nichts für die Intensiv, aber wir sind halt voll« solltest du vermeiden. Manchmal hilft es, wenn du ankündigst, den Patienten mit einem Intensivtransport in ein anderes Haus zu verlegen. Das wird nämlich teuer und gibt oft Nachfragen. Aber wenn es keinen Platz gibt und du ein Intensivbett brauchst, dann ist das auf jeden Fall besser, als den Patienten unterversorgt in der Notaufnahme liegen zu lassen. Schließlich bist du verantwortlich. Doch bevor du irgendwelche Verlegungen androhst, solltest du auf jeden Fall die kollegiale Lösung suchen: »Wir kontrollieren noch mal die Werte und fangen schon mal mit Katecholaminen an, bis ihr das Bett frei machen könnt.«

Vielleicht hast du deine Intensiv-Zeit noch vor dir. Da empfiehlt es sich, vorher ein gutes Klima zu schaffen. Wenn dein Patient einen MRSA hat, dann hat er eben einen. Es macht keinen Sinn, dann bei der Übergabe so zu tun, als hättest du davon nichts gewusst. Also alle Diagnosen und Probleme vorher klar darstellen.

Und unbedingt eine Zeit vereinbaren! Bevor Ihr losfahrt, noch mal anrufen. Sie kratzen dir die Augen aus, wenn du dort unangemeldet auftauchst. Überlege dir gut, welchen Patienten du auf die Intensivstation verlegen möchtest. Die Bettenanzahl ist dort oft sehr begrenzt. Du hast nichts davon, wenn du einen unliebsamen Patienten loswirst und dafür auf dem instabilen sitzen bleibst.

Internet

Wenn du schnell mal was nachschauen möchtest und keine Lust hast, lange in einem Buch herumzusuchen, dann ist das Internet nicht das Schlechteste. Du musst es deinen Patienten nicht auf die Nase binden und solltest auch vor deinem Chef nicht aus Wikipedia zitieren, aber es lässt sich doch so einiges herausgoogeln. Der entscheidende Vorteil: Du gibst den Begriff ein (etwa »Gitelman-Syndrom«), dann ein Klick, und schon hast du jede Menge Informationen. Da du kein medizinischer Laie bist, solltest du in der Lage sein, das Notwendige und Richtige für dich herauszufiltern.

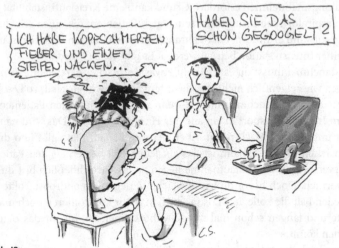

Abb. 12

Falls du deine Informationen bei Impfkritik.de oder aus einem Selbsthilfe-Blog beziehst, ist das Internet vielleicht doch nicht die beste Wahl. Und dein Beruf vielleicht auch nicht. Der Nachteil beim Internet: Die Patienten wissen besser Bescheid als du: »Haben Sie nicht gewusst, dass dieses Syndrom auch in 4% der Fälle Heiserkeit verursachen kann?« – »Bitte was?« Aber das ist nicht so schlimm. Ein Klick – und du kannst dich immerhin ihrem Wissenstand anpassen!

Internisten

Internisten, das sind die Ärzte, die es eigentlich gewöhnt sind, mit einem voll-gepackten Kittel einen Visitenwagen durch einen dunklen Gang zu schieben. Sie halten sich daran fest, um nicht einzuschlafen, wenn sie zum tausendsten Mal das gleiche Zimmer mit austauschbaren Patienten betreten, die immer an den gleichen Krankheiten leiden, um dort die immer gleichen Werte zu kon-trollieren: »Na, wie ist Ihr Kalium heute?«

Aber plötzlich ist alles anders. Man kann nicht mehr nachmittags in Röntgenbesprechungen wegdämmern. Es müssen Entscheidungen getroffen werden, und manche Patienten müssen schon nach einer Stunde und nicht nach einem Monat wieder entlassen werden. Obwohl sich der Internist noch viele Gedanken über einen speziellen Blutwert machen möchte. Deshalb ist es auch so toll, dass du endlich in der Notaufnahme bist. Das bedeutet nämlich, dass du nicht auf der Station bist, keinen Visitenwagen schiebst und keine stundenlangen Privatvisiten ertragen musst.

Intubation

Kommst du aus der Anästhesie? Wenn nicht, hast du wahrscheinlich genauso Angst vor einer Intubation wie alle anderen. Du hast schon Schauergeschichten gehört von Aspiration und Ösophagusintubation. Oft kannst du respiratorisch instabile Patienten auf die Intensivstation verlegen. Aber nicht immer. Und dann gibt es auch noch Reanimationen... Ein guter Grund, sich nicht verrückt zu machen.

Du kannst viel über Intubationen lesen. Du kannst stundenlang mit Anästhesisten über Relaxierung diskutieren. Du kannst aber auch einfach intubieren. Vereinbare ein paar Tage, an denen du bei den Anästhesisten üben kannst. Dein Chef kann gar nichts dagegen haben. Wenn es in deinem Haus keine Anästhesie gibt, wirst du bestimmt ein anderes Haus finden. Bring am besten ein paar Süßigkeiten mit...

Wenn du genügend geübt hast, schreibst du dir einen Standardablauf für die Intubation auf, und den kannst du dann anwenden. Wichtig ist, vor der Intubation alles so gut wie möglich vorzubereiten und keine Hektik zu verbreiten. Überwachung, Zugänge, Material, Medikamente? Bevor du loslegst, solltest du zudem immer einen erfahrenen Kollegen informieren. Falls das Intubieren nicht klappt, kannst du deinen Patienten zwischenzeitlich fast immer mit der Maske beatmen. Halte unbedingt Hilfen und Alternativen wie Eschmann-Bougie und Larynxtubus bereit. Informiere dich, was bei euch vorhanden ist.

Wenn du das alles gemacht hast, bist du gut vorbereitet und bleibst (hoffentlich) entspannt.

☞ Intoxikation

Angesichts jeweils gut einer Million Alkohol- und Tablettenabhängigen in Deutschland wirst du Vergiftungen in der Notaufnahme häufig zu sehen bekommen. Am häufigsten mit Alkohol. Daneben gibt es noch Medikamente und Drogen. Alles zusammen nennt man Mischintoxikation.

Wenn du das Zeug rauchen möchtest, das du dem bewusstlosen Patienten aus der Hosentasche gezogen hast, Vorsicht! Die Substanzen werden ständig verändert, damit sie nicht verboten werden können. Oft sind die Nebenwirkungen nicht absehbar und es gibt auch kein Gegenmittel. Außerdem ist der Schichtdienst anstrengend. Deshalb heißt deine Droge Kaffee. Du musst sie nicht im Internet bestellen. Du weißt, was drin ist, und sie kommt heiß aus dem Automaten.

Bei der unklaren Bewusstseinsstörung handelt es sich oft um eine Intoxikation. Das einfachste neben dem Routine-Labor: auf jeden Fall den Alkoholspiegel bestimmen lassen. Noch schneller hilft dir deine eigene Nase. Zusätzlich solltest du ein Drogenscreening mit abnehmen. Spezielle Substanzen sind oft nur im Urin nachweisbar. Bist du das Ergebnis hast, ist dein Patient am nächsten Tag jedoch schon von der Intensivstation gegen ärztlichen Rat nach Hause spaziert. Hebe den Urin auf. Vielleicht braucht ihr ihn später noch.

Was ist bei einer Intoxikation zu tun? Erst mal nichts (symptomatische Therapie), dann Aspirationsschutz und Atemwegssicherung, das heißt im Extremfall Intubation. Dazwischen gibt es die Monitorüberwachung, Glukose- und Elektrolytkontrolle. Dreht dein Patient durch, zum Beispiel im Rahmen eines Alkoholdelirs, musst du ihn sedieren. Dann ist die Überwachung besonders wichtig.

Bei der Intoxikation durch Drogen musst du an Opiate (vor allem Heroin) denken. Dagegen gibt es Naloxon. Aber wie du bestimmt weißt, hast du es 2 Minuten später möglicherweise mit einem wachen, aber entzügigen und agitierten Patienten zu tun. Er will die Notaufnahme verlassen, und wird nach 45 Minuten wieder bewusstlos, wenn die Wirkung des Antagonisten nachlässt. Wenn die Atmung nicht gefährdet ist, solltest du dir den Einsatz von Naloxon gut überlegen.

Bei Intoxikationen mit Kokain, Amphetaminen und »legal highs« helfen Benzodiazepine. Bei Kokain solltest du keine Betablocker als Antihypertensiva einsetzen. Und wenn du zu viel Benzos gespritzt hast, dann hilft Flumazenil.

Und überhaupt für alles gibt es in jeder größeren Stadt den Giftnotruf. Du kannst jederzeit anrufen. Das empfiehlt sich auch schon aus forensischen Gründen. Den Therapievorschlag im Arztbrief dokumentieren. Folgende Fragen solltest du beantworten können: Was? Wann? Wie viel? Wie? Körpergröße und Gewicht?

Beispiel

Assistenzarzt, 30 Jahre (70 kg, 180 cm), dritter Nachtdienst, Notaufnahme.

- Was? Zehn Tassen Kaffee (davon mindestens sechs Espresso vom Pflegeteam) in Verbindung mit Stress und Schlafmangel.
- Wann? Die ganze Nacht.
- Wie? Orale Ingestion.
- Symptome: Tachykardie, Kaltschweißigkeit, Reizbarkeit (»Und warum kommen Sie jetzt, Sie…?«); zudem Konzentrationsstörungen (»Und warum kommen Sie jetzt, Sie… äh…?«) und Halluzinationen (»Ich habe gerade den Oberarzt gesehen.«).
- Therapie: schlafen, großzügig krankmelden.

J

M. C. Poetzsch, *Notaufnahme*,
DOI 10.1007/978-3-662-54096-1_12, © Springer-Verlag GmbH Deutschland 2017

Zehnter Tag

Du hast gestern am Ende deines Dienstes die meiste Zeit auf der Toilette verbracht. Dir wurde klar, dass auch Ärzte krank werden können. Nachdem man dich für »weiß wie die Wand« befunden hatte, konntest du dich ohne schlechtes Gewissen krankmelden. Dein Oberarzt zeigte eine besondere Form von Mitgefühl: »Mist. Wie soll ich dann morgen auf die Fortbildung?«

In Zukunft nimmst du dir vor, deine Hände nach jedem Patienten zu desinfizieren und – noch besser – Patienten mit Durchfall durch PJ-Studenten untersuchen zu lassen. Dein Chef hofft, dass du bald wieder gesund bist. Allerdings hättest du nicht damit gerechnet, dass er dich am Abend anruft, um zu fragen, ob du morgen wieder arbeiten kannst. Du erbittest dir noch einen Tag Bedenkzeit, dann musst du mal dringend auf die Toilette...

Lernziele

In diesem Kapitel gibt es wertvolle Informationen über die Jeans-Krankheit, den Monat Januar und Juristen. Am besten liest du schnell weiter.

Januar

Im Januar haben alle Urlaub oder werden krank. Am besten nimmst du dir Urlaub oder meldest dich krank.

Jeans-Krankheit

Bei der gefürchteten Jeans-Krankheit kommt es durch das Tragen enger Hosen zu Sensibilitätsstörungen im Bereich der Oberschenkel. Die Erkrankung ist Anfang der 1980er Jahre deutlich zurückgegangen und wurde durch das Hosenverlustsyndrom (Baggy-style) abgelöst. Seit einigen Jahren erlebt die Jeans-Krankheit wieder eine Renaissance, so dass du damit möglicherweise konfrontiert wirst.

Jerusalemsyndrom

Eine weitere »häufige« Erkrankung, die du im Rahmen deiner Tätigkeit in der Notaufnahme sicher oft zu Gesicht bekommen wirst: das Jerusalemsyndrom.

Es kann Bewohner oder Besucher der heiligen Stadt befallen. Der Betroffene hält sich für eine Person aus dem Alten oder Neuen Testament. Moses im Rettungswagen? König David im Schockraum? Im Wartezimmer sitzt Johannes der Täufer? Klarer Fall von Jerusalemsyndrom.

Juristen

Auch Juristen können krank werden. Wenn sie in die Notaufnahme kommen, musst du immer alles dokumentieren und eine stationäre Aufnahme anbieten. Ziehe Fachärzte aus allen Bereichen hinzu. Fordere immer ein neurologisches Konsil an. Die Entlassung erfolgt nur gegen ärztlichen Rat und nach oberärztlicher oder am besten chefärztlicher Rücksprache mit Unterschrift und in Anwesenheit mehrerer Zeugen. Ist das etwa paranoid?

☞ Juckreiz

Ein Juckreiz kann bei verschiedenen Hauterkrankungen, Medikamenten und Allergien sowie ohne nachweisbare Ursache auftreten. Außerdem können Cholestase, biliäre Zirrhose, Niereninsuffizienz, Urämie, Diabetes mellitus und Tumoren zu Pruritus führen können. Afterjucken wirst du wahrscheinlich selten in der Notaufnahme behandeln. Es tritt unter anderem bei Hämorrhoiden, Ekzemen, Pilzen, Würmern und Kontaktallergien auf.

K

M. C. Poetzsch, *Notaufnahme*,
DOI 10.1007/978-3-662-54096-1_13, © Springer-Verlag GmbH Deutschland 2017

Elfter Tag

Deinen weiteren »freien Tag« geht es dir wieder so gut, dass du ein paar Punkte
noch einmal durchlesen kannst. Wie war das mit den Elektrolyten? Du vermutest,
dass bei dir aufgrund des Erbrechens eine Hypokaliämie vorliegen könnte und
isst eine Banane. Daraufhin wird dir wieder schlecht. Leider hast du dich für den
nächsten Tag gesundgemeldet. Es handelt sich um eine Mischung aus Pflichtbewusstsein und Blödheit, die bei Ärzten sehr verbreitet sein soll. Wer soll denn
sonst die Welt retten, wenn du krank bist?

Beim Thema Hyperkalzämie schläfst du wieder ein und träumst von der Notaufnahme. Mehrere Gomer verfolgen dich. Dabei rufen sie immer wieder:
»Kalium, Natrium, Kalzium!« Du verfängst dich in einem Gewirr aus Infusions-
schläuchen und Magensonden. Der Monitor gibt ständig Alarm. Du wachst
schweißgebadet auf und stellst fest, dass dein Wecker klingelt. Es ist Zeit, zur
Arbeit zu gehen.

Lernziele

Was haben Kaffee, Käsefüße und Elektrolyte gemeinsam? In diesem Kapitel
wirst du mehr darüber erfahren. Außerdem erhältst du wertvolle Hinweise zum
Nichtkranksein und zur Kleiderordnung. Wenn du es dann noch schaffst, etwas
über Krampfanfälle, Koprostase und Kopfschmerzen zu behalten, bist du schon
ein gutes Stück weiter.

Kaffee

Was wäre die Notaufnahme ohne Kaffee? Das besondere dort: Er schmeckt
bescheiden. Das muss in allen Aufnahmen so sein. Das gehört zum Berufsbild.
Eine Variante sind Plastikbeutel, in denen sich schwarzes glibbriges Zeug befindet; mit heißem Wasser versetzt soll es ein koffeinhaltiges Getränk ergeben.
Trotzdem – alle trinken es. Wahrscheinlich sind der schwarzen Masse zusätzliche Suchtstoffe beigefügt, um die Mitarbeiterbindung zu erhöhen.

Wenn du auf Sodbrennen und schlechten Geschmack im Mund verzichten möchtest, kannst du dich bei der Pflege nach richtigem Kaffee erkundigen.
Frag zuerst nach einer Kaffeekasse (am besten gleich am ersten Tag!) und
zahle großzügig ein. Es wird dein weiteres Fortkommen erheblich erleichtern.
Oder du bringst deine eigene Espressomaschine mit. Vielleicht habt ihr auch
eine, die nicht verschimmelt ist und noch funktioniert. Das ist dann das ultimative Savoir-vivre-Gefühl.

Im Notfall gibt es bestimmt eine Cafeteria. Die ist aber teuer, und zu Zeiten, in denen du dringend richtigen Kaffee benötigst, hat sie geschlossen. Deshalb trinkst du wieder den Notaufnahmen-Kaffee. Das geht am schnellsten, und außerdem bist du ohnehin schon abhängig. Und irgendwie gehört es auch dazu.

Kalium

Wahrscheinlich haben einige Menschen Kaliumwerte, die sie unmittelbar auf eine Intensivstation katapultieren würden. Es weiß nur keiner. Solange niemand die Werte kontrolliert, ist auch niemand krank. Aber wenn etwas passiert, passiert es im Krankenhaus. Deshalb solltest du das Kalium, wenn es einmal unauffällig war, nie wieder kontrollieren. Sonst gerätst du in die Elektrolytspirale, von der du schon erfahren hast.

Das Gute: Die Therapie ist relativ einfach. Bei der Hypokaliämie Kalium geben. 1 mmol Serum-Kalium-Defizit entsprechen ungefähr 100 mmol Kalium, die du substituieren musst. Am besten oral. Ursachen sind unter anderem eine verminderte Aufnahme von Kalium, Kaliumverlust durch Medikamente (Diuretika, Laxanzien), Erbrechen/Diarrhö, Nierenerkrankungen, Alkalosen und endokrine Erkrankungen (Conn-Syndrom). Symptome sind Adynamie, Paresen, Reflexabschwächung, Obstipation, Ileus. Im EKG siehst du eine T-Abflachung (im Gegensatz zum zeltförmigen T bei Hyperkaliämie), ST-Senkungen und eine U-Welle.

Bei der Hyperkaliämie helfen unter anderem Sympathomimetika wie Salbutamol, Glukose/Insulin und Natriumbikarbonat. Wenn es schnell gehen muss, zum Beispiel wenn bereits Herzrhythmusstörungen auftreten, gibst du Kalziumglukonat. Am effektivsten ist natürlich die Dialyse. Die Ursachen sind eine verminderte Ausscheidung von Kalium (Niereninsuffizienz als häufigste Ursache, Morbus Addison), eine zu hohe Aufnahme sowie Medikamente (z. B. ACE-Hemmer), Azidose und Zellschaden. Die Symptome sind unspezifisch, unter anderem Parästhesien, Muskelzuckungen und Paresen. Im EKG siehst du ein zeltförmiges T, eine QRS-Verbreiterung und eine QT-Verlängerung, es kommt zu Rhythmusstörungen.

Kalzium

Jeden Morgen fragt irgendwo in Deutschland ein Chef: »Wie war das Kalzium?« Wenn du deinen Chef beeindrucken möchtest, bestimme das Kalzium und informiere dich über seltene Stoffwechselerkrankungen. Wenn du dich nach dem Nachtdienst noch daran erinnerst, wirst du es vielleicht ganz nach oben schaffen.

Ursachen für eine Hypokalzämie sind unter anderem Hypoparathyreoidismus, Hypomagnesiämie, Medikamente, Niereninsuffizienz, Pankreatitis, Rhabdomyolyse und eine Hyperventilation (»Pseudohypokalzämie«). Die Symptome sind Parästhesien, Krämpfe, Pföftchenstellung. Chvostek-Zeichen. Im EKG siehst du eine QT-Verlängerung. Die Therapie beinhaltet die Beseitigung der Ursachen, eine Kalziumsubstitution oder die Gabe von Vitamin D.

Ursachen für eine Hyperkalzämie sind Tumoren, endokrinologische Erkrankungen (Hyperparathyreoidismus, Hyperthyreose, Nebennierenrinden-Insuffizienz), Medikamente, Sarkoidose und Immobilisation. Symptome treten häufig keine auf, ansonsten Übelkeit, Erbrechen, Antriebslosigkeit, Psychose, Somnolenz bis hin zum Koma. Im EKG siehst du eine QT-Verkürzung. Neben der Beseitigung der Ursachen besteht die Therapie in forcierter Diurese, Gabe von Biphosphonaten, Glukokortikoiden und in einer Dialyse.

Käsefüße

Füße können manchmal einen unangenehmen Geruch ausströmen. Das kann Ärzten passieren, wenn sie den ganzen Tag schwitzend durch die Notaufnahme laufen. Das kann auch bei Patientenfüßen möglich sein. Die gute Nachricht: Der Geruchssinn ist ein adaptiver Sinn. Das heißt, du gewöhnst dich ziemlich schnell an den Gestank. Aber leider gibt es da auch Grenzen. In der Realität ist es so, dass du manchmal fluchtartig den Raum verlassen musst. Das kann bei Gerüchen, die bestimmten Körperregionen entstammen, passieren. Wie würdest du riechen, wenn du eine Woche in deiner Wohnung gelegen bist? Der Körper scheidet aus. Im Extremfall musst du dir eine Maske aufsetzen und auf die Innenseite einen Tropfen irgendeines etherischen Öls tropfen.

Kittel

Ein großer Vorteil in der Notaufnahme: Du musst keinen Arztkittel tragen, sondern kannst dir ein tolles ICU-Hemd anziehen. Die Vorzüge liegen auf der

Hand: Du wirst nicht mehr mit dem Hausmeister verwechselt. Du bleibst mit den Taschen nicht an Türgriffen hängen. Du schwitzt nicht. Du kommst dir nicht blöd vor. Du kannst schneller laufen und wenn du läufst, sieht das nicht blöd aus. Beim Essen hängen die Ärmel nicht in die Sauce. Der Nachteil: Du kannst nach dem Essen keine Spaghetti aus dem Ärmel schütteln.

Krankheit

Medizinisch gibt es eine komplizierte Definition von Krankheit. Für den Kranken bedeutet es: Ich bin krank. Jeder Mensch hat das Recht, sich krank zu fühlen. Du kannst niemandem vorschreiben, dass er eigentlich gesund ist. Für dich gelten andere Spielregeln.

> **Ärzte werden grundsätzlich nicht krank, denn sie sind unsterblich.**

Solltest du doch mal die Frechheit besitzen, krank zu werden, wirst du von Zwangsgedanken und schlechtem Gewissen gepeinigt. Denn du weißt: Es gibt keinen Ersatz. Die Kollegen müssen mehr arbeiten, und du bist sowieso unersetzlich. Wenn ein Arzt ausfällt, dann arbeitet der andere für zwei. Was soll schon passieren? Ist doch nur eine Notaufnahme.

☞ Kollaps und Synkope

Die Unterscheidung zwischen einem Kollaps und einer Synkope ist nicht ganz eindeutig. Und auch die Definition einer Synkope fällt unterschiedlich aus.

Die Bezeichnung Kollaps ist eher allgemein und beschreibt eine plötzliche Kreislaufschwäche. Wenn du jemanden lieber wieder nach Hause schicken möchtest, lautet die Diagnose Kollaps. Wenn aber ein plötzlich einsetzender reversibler Bewusstseins- und Tonusverlust hinzukommt, dann heißt das »Synkope«.

Welche Form von Synkopen gibt es?
Vasovagale Synkopen können durch Schmerzen, Stress, Erregung, Hitze, längeres Stehen und Pressen, z. B. beim Stuhlgang oder Wasserlassen (sog. Miktionssynkope) ausgelöst werden. Das führt zu einer erhöhten Parasympathikusaktivität. Der sog. Vagusreiz löst eine Bradykardie aus, die Blutgefäße weiten sich, es kommt zu einem Blutdruckabfall.

Häufiger bei älteren Menschen ist die Ursache ein hypersensitiver Karotissinus. Dabei löst eine Kopfbewegung oder ein Druck auf den Karotissinus mit seinen empfindlichen Barorezeptoren den Vagusreiz aus.

Um eine weitere Sonderform handelt es sich beim Subclavian-Steal-Syndrom. Bei einer Verengung der A. subclavia wird bei vermehrter Muskelarbeit Blut aus der Vertebralarterie »angezapft«. Dadurch kommt es zu einem kurzen Sauerstoffmangel im Gehirn.

Eine **orthostatische Synkope** wird z. B. durch plötzliches Aufstehen verursacht: Das Blut versackt in der Peripherie und kurzzeitig kommt zu wenig im Gehirn an. Für deine Therapie in der Notaufnahme bedeutet das in der Regel EKG, Labor und (vereinfachten) Schellong-Test. Wenn die Befunde in Ordnung sind und es keine anderen Ursachen für eine Hypotonie wie Volumenmangel, z. B. bei Exsikkose, oder eine Blutung gibt, den Patienten beruhigen und aufklären.

Neben vasovagalen und orthostatischen gibt es **kardiovaskuläre Synkopen**. Die sind gefährlich. Sie können unter anderem durch einen Herzinfarkt, Rhythmusstörungen, bei Mitral- oder Aortenklappenstenosen, Lungenembolien und Dissektionen entstehen. Diese Patienten entlässt du bitte nicht nach Hause.

An Differenzialdiagnosen gilt es neurologische Ursachen auszuschließen wie z. B. Krampfanfall, Hirnblutung oder Schlaganfall. Eine konvulsive Synkope beschreibt einen Bewusstseinsverlust, bei dem es während des Sauerstoffmangels zu Konvulsionen kommt. Das hat nichts mit einem epileptischen Anfall zu tun. Auch durch Unterzucker oder Hyperventilation kann es zu Bewusstlosigkeit kommen. Das gilt dann aber nicht als Synkope.

Das wird dir jetzt zu viel? Mit Synkopen hast du es in der Notaufnahme häufig zu tun. Das ist noch kein Fall für Dr. House. Da musst du selber durch!

☞ Kopfschmerzen

Nicht immer ist ein Neurologe für einen ▶ Turf verfügbar. Deshalb hier eine kurze Information zum Thema Kopfschmerzen: Es gibt primäre und sekundäre. Bei primären Kopfschmerzen, zum Beispiel bei Migräne oder Spannungskopfschmerz, liegt keine Läsion vor. Bei einer Migräne handelt es sich meist um einen einseitig pulsierenden Schmerz (Hemikranie), der oft mit Übelkeit/Erbrechen und Licht- oder Geräuschempfindlichkeit einhergeht. Sie kann mit oder ohne Aura auftreten und sogar neurologische Ausfälle verursachen. Der Spannungskopfschmerz ist beidseitig lokalisiert und tritt ohne Begleitsymptome auf.

Ursachen für akut auftretende sekundäre Kopfschmerzen können sein: Hirnblutung, zerebrale Ischämie, Sinusvenenthrombose, Karotisdissektion, hypertensive Krise, Glaukom.

Bei Warnsymptomen, den »red flags«, solltest du Vollgas geben: neurologisches Konsil anfordern, Schädel-CT nach orientierender Untersuchung und Antibiose bei Verdacht auf Meningitis.

»Red flags« bei Kopfschmerzen

- Starke Intensität
- Plötzlicher Beginn
- Meningismus
- Fieber
- Neurologische Ausfälle
- Epileptischer Anfall
- Psychiatrische Auffälligkeiten
- Erstmaliges Auftreten im Alter > 50 Jahren
- Schädel-Hirn-Trauma
- Schwangerschaft
- Blutdruckentgleisung
- Sehstörung

Differenzialdiagnose Kopfschmerzen – »VITAMIN«

Vaskulär (Blutung/Ischämie/Dissektion)
Infektion (Meningitis, Sinusitis)
Trauma/Tumor/Thrombose (Sinusvenenthrombose)
Auge (Glaukom) / Arterielle Hypertonie / Arteriitis temporalis
Medikamente/Meningitis
Ischämie/ICB (intrakranielle Blutung)
Neurologisch-primär (Spannungskopfschmerz, Migräne, Cluster-Kopfschmerz, trigeminoautonom)

L

M. C. Poetzsch, *Notaufnahme*,
DOI 10.1007/978-3-662-54096-1_14, © Springer-Verlag GmbH Deutschland 2017

Zwölfter Tag

Natürlich war es ein Fehler, wieder in die Arbeit zu gehen. Das ist immer falsch. Aber du wusstest ohnehin nichts mit dir anzufangen. Deshalb stehst du hier, vor diesem Patienten, hast Schweißanfälle und überlegst dir, wer ein Problem hat. Er oder du? Bei dir ist wenigstens die Diagnose klar: Koffeinmangel.

Bei deinem Patienten kennst du die Diagnose zwar nicht, aber immerhin die Therapie: nicht aufnehmen. Er leidet an chronischen Bauchschmerzen. In einem Vorbrief steht, der Patient sei bereits »multipel abgeklärt«. Die Kollegen vermuten eine somatoforme Störung und raten von weiteren Krankenhausaufenthalten ab. Dann siehst du wieder den Patienten an: Es geht ihm schlecht. Und warum hat er fast 20.000 Leukos? Nur stressbedingt?

Bis seine restlichen Laborwerte eintreffen, schaust du dir einen anderen Patienten an, dessen Brustschmerzen seit mehreren Monaten bestehen. Auch er ist ein häufiger Gast in den Notaufnahmen. Hat er eine Herzneurose? Aber du bist dir nicht sicher. Er schildert die Beschwerden wie aus dem Lehrbuch. Du lässt ein EKG schreiben. Er ist sehr erleichtert, dass der Befund unauffällig ist. Nebenbei turfst du dreimal Kopfschmerzen und Schwindel an den Neurologen.

Plötzlich ruft dich die Schwester: Der Patient in Raum 3 hat einen Krampfanfall. Du fühlst dich vorbereitet.

Lernziele

In diesem Abschnitt setzt du dich mit der Lyse und der Leber auseinander. Außerdem erfährst du, dass es leider kein Mittel gegen Logorrhö gibt. Du gehst dem Geheimnis der schwarzen Limousinen auf die Spur und befasst dich mit Lähmungen. Auch in Notaufnahmen werden Leichenschauen durchgeführt. Und zwar von dir. Deshalb solltest du dich auch mit diesem Thema beschäftigen. Bevor es dich beschäftigt.

Leber

Die Leber ist ein absolut unzuverlässiges Organ. Kaum trinkt man 10 Jahre lang fünf Bier am Tag und den einen oder anderen Schnaps, funktioniert sie schon nicht mehr richtig. Sie verfettet, vernarbt und irgendwann stellt sie ganz ihren Dienst ein. Und dann bekommt man noch nicht mal eine neue.

In der Notaufnahme gibt es auch keine neue Leber. Es gibt nur ein Bett, einen Monitor und dich. Über die Folgen von Alkohol hast du dich bereits informiert (▶ C2). Die Leberzirrhose ist eine davon. Sie lässt sich gut mit den

Child-Pugh-Kriterien einteilen. Diese beinhalten Bilirubin, Albumin, INR, Aszites und Enzephalopathie. Wenn du Zeit hast, macht es Sinn, den Score nachzurechnen. Möglicherweise ergeben sich daraus therapeutische Konsequenzen. Mittlerweile wird auch der MELD-Score zur Quantifizierung mit herangezogen. Er beinhaltet Bilirubin, Kreatinin und den INR. Die Scores und ihre Berechnung findest du im Internet.

Wenn die Leber nicht mehr funktioniert, kann das unter anderem zu Aszites, Ösophagusvarizen, Enzephalopathie und hepatorenalem Syndrom führen. Je nach Komplikation bestellst du Blut und rufst den Gastroenterologen oder den Nephrologen an. Wenn du den Verdacht auf eine Infektion (spontan bakterielle Peritonitis) hast, musst du Aszitespunktat ins Labor schicken. Auch wenn keine Indikation für eine Lebertransplantation besteht, gibt es zumindest ein Monitoring, Flüssigkeit und Medikamente, zum Beispiel Diuretika, Antibiotika und Laxanzien.

Alkohol ist zwar die häufigste Ursache für eine Leberzirrhose, aber natürlich nicht die einzige. Außerdem kann eine chronische Virus- oder eine Autoimmunhepatitis zur Zirrhose führen. Weitere Ursachen sind unter anderem chronische Rechtsherzbelastung, Fettleberhepatitis und seltenere Erkrankungen wie zum Beispiel eine Hämochromatose oder ein Morbus Wilson. Ein akutes Leberversagen kann durch Medikamente (z. B. Paracetamol), eine Virushepatitis oder Vergiftungen verursacht werden.

Lehrer

▶ Juristen.

Leichenschau

3 Uhr nachts. Du hast die Frau ein paar Stunden zuvor für tot erklärt. Jetzt stehst du hier, wie es das Gesetz verlangt, um den Tod zu bescheinigen. Du streifst dir Handschuhe über und siehst sie an. Sie sieht überhaupt nicht tot aus. Was ist, wenn du etwas übersehen hast? Du legst das Stethoskop auf ihre Brust und hörst ein Rauschen. Dann einen Pulsschlag. Sie lebt! Noch einmal. Ist nur das Stethoskop verrutscht? Wenn nicht, was würdest du tun? Reanimieren? Du hälst die Hand vor ihre Nase. Nichts. Kein Atemzug. Die Pupillen zeigen keine Reaktion. Weiter. Sichere Todeszeichen suchen.

> **Sichere Todeszeichen**
> - **Leichenflecke (nach 20–60 Minuten)**
> - **Leichenstarre (beginnt nach 1–2 Stunden, meist am Kiefergelenk)**
> - **Fäulnis**
> - **Verletzungen, die nicht mit dem Leben vereinbar sind**

Du hebst die Arme hoch – sie lassen sich gut bewegen. Die Beine weisen keine Starre auf. Du fasst an den Kiefer – er lässt sich leicht öffnen. Keine Totenstarre. Aber Leichenflecken müssten zu finden sein. Du suchst den Körper ab: Du bist dir nicht sicher. Vielleicht gibt es welche am Rücken? Du willst die Leiche anheben und drehen, sie ist ziemlich schwer. Zudem liegt sie nur auf einer schmalen Bahre. Wenn sie jetzt herunterfällt? Schlimmstenfalls liegst du dann unter ihr. Du lässt sie wieder auf die Bahre sinken und entscheidest, dass die kleinen, roten Punkte an der Seite auf jeden Fall Leichenflecken sein müssen. Raus hier.

Im Dienstzimmer füllst du die restlichen Unterlagen aus und legst dich hin. Du versuchst zu schlafen, doch in deinem Kopf kreisen die Gedanken. Wenn es nun doch keine Leichenflecken gewesen waren? Du warst bei ihr. Die Pupillen zeigten keine Reaktion. Nulllinie im EKG. Nulllinie? Habt ihr überhaupt ein EKG geschrieben? Du bist dir nicht mehr sicher. Vielleicht solltest du doch noch einmal nach ihr sehen? Jetzt müssen bestimmt schon mehr Totenflecken zu sehen sein. Und vielleicht auch ein bisschen Leichenstarre. Du siehst auf die Uhr: 5 Minuten sind vergangen. In der Notaufnahme ist es ungewöhnlich ruhig. Keine Patienten. Absolute Ausnahmesituation. Sollst du jemanden von der Pflege fragen? Was würden sie denken? »Ich kann nicht schlafen, und außerdem bin ich mir nicht sicher, ob die Tote tot ist.«

Mittlerweile hat dir eine C2-Intox Ablenkung verschafft. Doch jetzt schläft der Betrunkene friedlich seinen Rausch aus. Du könntest jetzt auch schlafen, doch du gehst noch mal in das Zimmer. Alles ist unverändert. Doch sie ist immer noch nicht steif. Nicht die Arme, nicht die Beine, nicht der Kiefer, keine Starre. Und die Flecken? Du bist dir nicht mehr sicher, ob sie sich ausgebreitet haben. Du bist dir überhaupt nicht mehr sicher. Es ist halb 5 Uhr morgens, und du hast Kopfweh. Außerdem sind jetzt noch zwei Patienten gekommen, die du dir anschauen musst. Doch deine Gedanken kreisen immer nur um Leichenflecken, Totenstarre und eine Nulllinie.

Kurz vor der Frühschicht warst du dann noch mal bei ihr: Keine Totenstarre, aber die Flecken haben sich wohl ausgebreitet. Du füllst den Schein aus. Sichere Todeszeichen: »Livores«. Zeitpunkt der Leichenschau: 3.45 Uhr. Natürlicher Tod.

Am Morgen haben sie sie abgeholt.

❗ **Vorsicht Scheintod**
Bei Hypothermie und Intoxikation musst du besonders aufpassen.
»Nobody is dead until he is warm and dead!«

Für den Notarzt gibt es in einigen Bundesländern vorläufige Todesbescheinigungen. Die kann er bei Vorliegen klinischer Todeszeichen ausstellen. Sonst müsste er noch bis zum Auftreten der sicheren Todeszeichen beim Verstorbenen bleiben. In dieser Zeit steht er dann nicht als Notarzt zur Verfügung.

Als Todeszeitpunkt kannst du den Beginn der Asystolie wählen. Für die Differenzialdiagnosen bei »Scheintod« kannst du das AEIOU-Schema in Betracht ziehen, das du schon kennengelernt hast (▸ Bewusstseinsstörung).

Limousinen

Fremde Autos vor der Notaufnahme: schwarze Limousinen – wer sitzt drinnen? Ein Scheich? Ölmilliardäre? Der Geheimdienst? Irgendwann wirst du einfach mal die Tür aufreißen und sehen, was sich hinter den verdunkelten Scheiben verbirgt. Vielleicht liegt einfach nur ein Schild darin: »Bin gerade beim Essen. Der Hausmeister.« Oder du findest eine vertrocknete Leiche, nach der die Polizei schon seit Jahren fahndet. Vielleicht sitzt da auch nur der Oberarzt, nach dem du schon den ganzen Vormittag gesucht hast.

Logorrhö

Manche Patienten haben viel zu erzählen. Es ist schön, wenn man noch reden kann. Aber manche hören einfach nicht mehr auf damit. Du fragst, ob sie Schmerzen haben, und sie erzählen dir von ihrer Mutter, dem Krieg, den Nachbarn. Du fragst noch einmal. Sie erzählen vom Wetter, von Freunden, beschreiben ihren Stuhlgang. »Aber haben Sie Schmerzen? Schmerzen?«, fragst du lauter als gewollt. Sie reden weiter. Leichte Ungeduld macht sich breit. Dann plötzlich: »Ach Schmerzen. Wissen Sie, das ist halt nicht mehr so leicht. Damals…« Und schon geht es wieder los. Schule, Nachbarn, Stuhlgang. Entnervt gibst du auf und gehst zur körperlichen Untersuchung über.

Diagnose: Logorrhö. Vermehrter Sprachfluss. Unheilbar. Was kannst du tun? Nichts.

Lyse

Die Möglichkeiten für eine medikamentöse Lyse sind ein Schlaganfall oder eine Lungenembolie.

Beim ST-Hebungsinfarkt kommt eine Lyse nur in Betracht, wenn zeitnah kein Herzkatheter verfügbar ist und natürlich keine Kontraindikationen vorliegen. Eine Ultima-Ratio-Lyse bei Herz-Kreislauf-Stillstand bei vermutetem Myokardinfarkt wird derzeit nicht empfohlen.

Die Indikation für eine Lyse bei einer Lungenembolie besteht grob gesagt bei hämodynamischer Instabilität.

Patienten mit einem Schlaganfall sollten in einem Krankenhaus, das über eine Stroke Unit verfügt, versorgt werden. Zur Einschätzung der Lyseindikation wird der NIHSS (Stroke Scale des National Institute of Health) verwendet. Die Indikation stellt normalerweise der Neurologe. Innerhalb kurzer Zeit sollte dein Patient im CT sein, die Behandlung sollte sich nicht verzögern. Das sog. Lysefenster, in dem eine Lyse noch Sinn macht, beträgt 4–5 Stunden. Wo ist der Bogen mit dem NIHSS, wo das Lysemedikament? Das solltest du wissen.

Kontraindikationen für eine Lyse sind unter anderem eine intrakranielle Blutung, ein hämorrhagischer Schlaganfall oder eine bereits bestehende Infarktdemarkierung (über ⅔ Mediastromgebiet), ZNS-Tumoren, Z. n. Trauma/OP in den letzten 3 Wochen, eine gastrointestinale Blutung im letzten Monat, erhöhte Blutungsneigung, Aortendissektion, unkontrollierbarer Blutdruck (> 185/110 mmHg).

☞ Lähmung

Fall 1

Dein Patient wird mit Verdacht auf Schlaganfall eingewiesen. Es handelt sich um einen jungen Mann. Er sieht ein bisschen müde aus. Ansonsten ist er bisher völlig gesund. Seit heute morgen kann er seinen linken Arm nicht mehr bewegen. Als er dich begrüßt, nimmst du eine deutliche Fahne wahr. Es stellt sich heraus, dass er gestern mit seinen Kollegen einen trinken war. Dies kommt in letzter Zeit häufiger vor. Gestern war noch alles in Ordnung. Allerdings hat er es nicht mehr in sein Bett geschafft. Er ist auf dem Sofa eingeschlafen. Dabei ist er irgendwie auf seinem Arm gelegen. Du rufst den Neurologen an und verzichtest erst mal auf ein CCT. Ihr seid euch einig: Radialislähmung.

Fall 2

Die junge Frau wird mit Verdacht auf Schlaganfall im Lysefenster eingewiesen. Sie hat erst eine Taubheit der rechten Seite bemerkt, danach kamen Kopfschmerzen dazu. Nachdem du dich mit der Patientin unterhalten hast, bleibst du entspannt. Migräne mit Aura, lautet deine Verdachtsdiagnose. Du rufst den Neurologen hinzu, ihr macht ein Schädel-CT. Es ist unauffällig.

Nicht jede Lähmung beruht auf einem Schlaganfall. Im Zweifel ist natürlich immer Eile geboten.

Ursachen für akute Lähmungen, die *nicht* durch einen Schlaganfall bedingt sind, sind unter anderem Todd-Parese nach Krampfanfall, psychogene Lähmung, periphere Fazialisparese, Hirntumor, Borreliose und multiple Sklerose. Trotzdem holst du selbstverständlich den Neurologen, auch wenn du dir sicher bist, dass es sich »nur« um eine Migräne und nicht um einen Schlaganfall handelt. Neurologen beschäftigen sich intensiv mit neurologischen Erkrankungen (daher der Name), haben mehr Zeit für eine ausführliche Anamnese, die du mit Copy&Paste für deinen Arztbrief verwenden kannst, und einen Oberarzt im Hintergrund, den sie fragen können.

M

M. C. Poetzsch, *Notaufnahme*,
DOI 10.1007/978-3-662-54096-1_15, © Springer-Verlag GmbH Deutschland 2017

Dreizehnter Tag

Du bist zwar nicht abergläubisch. Aber heute ist dein dreizehnter Tag in der Notaufnahme. Noch laufen jedoch keine schwarzen Katzen durch die Aufnahme, und du kannst dir in Ruhe einen Kaffee holen. Langsam trudeln die ersten Patienten ein.

Du siehst als Erstes einen Mann mit Brustschmerzen. Er hat ein auffälliges EKG, und er sieht nicht gut aus. Das Morphin scheint ihm nicht zu helfen, sein Blutdruck ist kaum messbar. »Während dem Transport war er stabil«, sagt der Notarzt und verabschiedet sich. Was ist jetzt zu tun? Handelt es sich vielleicht um einen kardiogenem Schock? Da wird dir bewusst, dass es gerade kein Intensivbett gibt. Sein Zugang läuft nicht mehr, und du findest keinen weiteren. Dem Patienten geht es immer schlechter.

Von hinten legt dir die Schwester ein anderes EKG vor. Es sieht irgendwie schnell und komisch aus. Außerdem ist der Patient von gestern mit den Bauchschmerzen noch da. Es gibt immer noch kein Bett für ihn. Jetzt hat er wieder starke Schmerzen. Er möchte umgehend den Arzt sprechen. Keiner kümmert sich um ihn. Seine Leukos sind noch weiter angestiegen, und Fieber hat er jetzt auch. Du hast keine Ahnung und hoffst auf ein Wunder. Aber ein Bett gibt es frühestens am Nachmittag. Das Haus ist voll. Was wirst du als Nächstes tun?

Du sagst der Schwester, dass du jetzt hier ihre Hilfe brauchst. Um die Bauchschmerzen kümmerst du dich später. Du drückst dem Studenten das EKG des anderen Patienten mit der Tachykardie in die Hand und sagst ihm, er solle es dem Kollegen von der Intensivstation vorlegen. Dann kümmerst du dich um den instabilen Patienten. Heute ist dein dreizehnter Tag, aber für Aberglauben hast du keine Zeit.

Lernziele

Du setzt dich mit Meteorismus, Marihuana und Morphin auseinander. Daraufhin wirst du so müde, dass du dringend Mittagsschlaf halten musst. Außerdem erfährst du, wie du dir medizinische Sachverhalte besser einprägen kannst, wenn du es schon im Studium nicht gelernt hast. Du weißt, was ein MANV ist und was du mit langen Medikamentenlisten zu tun hast. Auf geht's!

Marihuana

Es gibt kaum bekiffte Patienten in den Notaufnahmen. Schade eigentlich. Statt wilder Kampftrinker lägen lächelnde Patienten an den Monitoren. Aus der Sprechanlage tönt Reggaemusik und niemand schreit: »Ich kann noch fahren, Ihr...« Rasta-Feeling in der Notaufnahme. Und du mittendrin.

Massenanfall von Verletzten (MANV)

Glücklicherweise kommt ein MANV eher selten vor. Trotzdem sollte es dafür in jeder Notaufnahme einen Plan geben. Bestimmt gibt es auch einen in deiner Arbeit. Erkundige dich danach. Wenn du deinen Notarztkurs absolvierst, wirst du mehr über dieses Thema erfahren (▶ Triage). In der Simulation stöhnen mit Kunstblut beschmierte Sanitäter um die Wette, Nebelmaschinen und Stroboskope sind im Einsatz, und du hast die Aufgabe, Patienten zu triagieren. Dabei werfen sich dir hysterische Verletzte in den Weg. Es ist fast wie ein Montag in der Notaufnahme.

Medikamente

Was machst du, wenn du schnell nach Hause möchtest, noch vier Patienten sehen musst und diesen Medikamentenplan siehst (◘ Tab. M1)?

Richtig. Du schreibst einfach: »Medikamentenliste anbei.« Alles andere würde deinem Patienten nur unnötig Schaden zufügen. Es ist immer wieder erstaunlich, wie viele verschiedene Medikamente ein Mensch verträgt. Die hier angeführte Liste ist nicht fiktiv und keine Ausnahme. Die Grenze ist nach oben offen. Hier handelt es sich um 18 verschiedene Medikamente, insgesamt 20 Tabletten, die diese Patientin jeden Tag einnimmt. Zwanzig Tabletten! Hinzu kommt noch die Bedarfsmedikation.

Hast du mal versucht, über 10 Tage dreimal am Tag eine Tablette Penicillin zu schlucken? Hast du dann schon mal Bauchschmerzen bekommen? Dann nimm doch mal zwanzig! Aber solange alles leitliniengerecht ist, regt sich niemand darüber auf. Das Rheuma ist behandelt, der Bluthochdruck ist behandelt, alle sind glücklich. Dabei leidet diese Patientin – Ausnahme! – noch nicht einmal an Diabetes. Das hätte noch weitere Tabletten zur Folge.

❶ **Cave**
Wenn die Anzahl der Diagnosen mit der Anzahl der Tabletten korreliert und im zweistelligen Bereich liegt, dann ist Gomer-Alarm!

Tab. M1 Medikamentenverordnungsplan von Frau XY

Medikament		Morgens	Vormittags	Mittags	Nachmittags	Abends	Nachts
Pantozol 40 mg		1					
Prednisolon 5 mg		1					
Bisoprolol 5 mg		0,5				0,5	
Ramipril 5 mg						1	
Novaminsulfon Tropfen		20		20		20	20
Ramiplus 5 mg/25 mg		1					
Calcium BTA		1					
Prasugrel 10 mg		1					
Simvastatin 40 mg						1	
Amlodipin 5 mg		1				1	
Methotrexat 10 mg		1,5					
Folsäure 5 mg	Dienstag	1					
Fentanyl 50 µg	Alle 3 Tage						
MCP Tropfen	Bei Bedarf						
Sevredol 10 mg	Bei Bedarf						
Mirtazapin 30 mg						1	
Tolperison 50 mg				1		1	
Kalinor retard	Bei Bedarf						

M

Da kannst du nur noch alles falsch machen. Als Arzt stehst du vor der Entscheidung: Wie viele Erkrankungen soll ich behandeln? An welche Leitlinien halte ich mich? Wie viele Medikamente kann ich meinem Patienten zumuten bzw. welche kann ich absetzen? Das ist keine leichte Entscheidung. In der Notaufnahme musst du sie nicht treffen. Daran würde sich sogar *Dr. House* die Zähne ausbeißen. Er würde wahrscheinlich alle Medikamente absetzen und die Patientin als geheilt entlassen.

Tipps für lange Medikamentenlisten

- Nicht verzweifeln. Du kannst nicht alle Medikamente kennen.
- Gib die Liste dem PJ-Studenten. Als abschreckendes Beispiel. Er soll sich über Wirkung, Nebenwirkung und Interaktionen informieren.
- In der Notaufnahme musst du die ganzen Medikamente nicht geben. Kopiere die Liste und lege sie zu den Unterlagen.

»Medical mnemonics«

Weil sich niemand die ganzen Medikamente, Leitlinien und Scores merken kann, gibt es Bücher und Apps. Wenn du dir doch etwas merken möchtest und kein Handy oder Internet (früher: Lehrbuch) zur Hand hast oder etwas einfach nicht vergessen möchtest, kannst du auch Mnemonics anwenden.

Die deutschen Merksprüche sind rar gesät und klingen bescheuert. Außerdem gibt es die Merksätze nur für unwichtige Sachen wie die Abgänge irgendwelcher Arterien »Theo lingen fabriziert tagtäglich...« oder »Onkel Otto orgelt...« Das klingt so peinlich, dass es niemand laut aussprechen möchte.

Deshalb solltest du nach englischen Merksprüchen (»medical mnemonics«) Ausschau halten. Wenn du sie anwendest, verleiht es dir einen Touch von *Dr. House* und *Emergency Room*. Außerdem kannst du dir mehr merken und bist nicht mehr so abhängig von deinem Handy oder von Wikipedia.

Medizinstudent

> **Im Krankenhaus geht nichts ohne Rangordnung.**

Ganz unten steht der Pflegepraktikant. Er kann einem nur leid tun. Nicht Fisch, nicht Fleisch, wird er vom Pflegepersonal regiert, das in dem Wissen agiert, einem potenziellen späterem Chefarzt klarzumachen, wer hier nicht das Sagen hat (der Pflegepraktikant) und wer über sein Schicksal bestimmt (die ▶ Pflegedienstleitung). Wie ein Fremdkörper baumelte das Stethoskop damals um deinen Hals. Aus Langeweile konntest du deinen eigenen Blutdruck messen und so immerhin eine Weißkittelhypertonie entwickeln. Das ist immer noch besser als eine Weißkittelhypertrophie.

Du kannst das Pflegepraktikum auch im Ausland machen. Angeblich sind dort alle total erstaunt, wenn du pflegerische Tätigkeiten übernehmen möchtest. Mit einem Lächeln wird dir die Bettpfanne wieder aus der Hand genommen; du bist schließlich ein »future doctor«. Sie zeigen dir die Kaffeemaschine, und den Rest des Tages erholst du dich am Strand.

Auf das Pflegepraktikum folgt die Famulatur. Ein vierwöchiges Praktikum deiner Wahl. Du kannst jetzt auch mal dein Stethoskop zücken, ohne negativ aufzufallen. Schließlich folgt dein Praktisches Jahr. Einen Teil davon kannst du auch in der Notaufnahme absolvieren. Und das solltest du auch tun. Immerhin siehst du hier am meisten. Und es ist bestimmt spannender, als für die gestressten Stationsärzte morgens die gesamten Blutabnahmen zu erledigen. Als PJler brennst du darauf, echte Patienten zu sehen. Bislang kennst du nur Hörsäle, Plastikpuppen und Reagenzgläser. Dankbar untersuchst du die 90-jährige Patientin aus dem Pflegeheim mit AZ-Verschlechterung. Sie freut sich über die Aufmerksamkeit. Und die Ärzte sind verdammt froh, dass du ihnen hilfst. Und dann ist es endlich so weit: Du bist selbst ein Arzt. Herzlichen Glückwunsch! Jetzt kann es losgehen. Nur was? Deine Ausbildung ist allen egal? Immerhin hat dich das Studium darauf vorbereitet.

Mittagessen und Mittagsschlaf

❯ Niemals auf das Mittagessen verzichten!

Wer unterzuckert weiterarbeitet, macht Fehler und ist unleidlich. Manche Ärzte essen nur verstohlen eine Kleinigkeit im Stehen in der Küche, als hätten sie ein schlechtes Gewissen. Das ist natürlich jedem selbst überlassen. Vielleicht sind diese Ärzte unentbehrlich und müssen immer für alle und jeden erreichbar sein. Wenn es etwas zu tun gibt, schlucken sie kaum herunter und stürzen sich wieder in die Arbeit. Das ultimative Emergency-Gefühl.

Aber so was ist nicht gesund. Sodbrennen, Magenulkus und Herzinfarkt sind die tödlichen Folgen. Eigentlich solltest du dich nach dem Mittagessen in die Doctor's Lounge begeben, um dort einen Espresso zu trinken, einen richtigen Espresso! Dann ein bisschen kickern und später einen Mittagsschlaf halten. Danach wirst du dir Medikamentenlisten mit 20 Tabletten mit Freude vornehmen und beschwingt Patientenverfügungen für Gomer ausfüllen.

Ja, was ist denn daran so verkehrt? In Japan gilt es als Zeichen dafür, dass man hart gearbeitet hat, wenn man einen Mittagsschlaf machen muss. In Spanien gibt es eine Siesta, Ruheräume und Fernseher. In Italien geht die Mittagspause gar bis Dienstschluss. Und in deutschen Krankenhäusern? Überstunden, Hunger und kalter Kaffee. Und alles nur aus falsch verstandenem Pflichtbewusstsein – Dienst am Patienten.

Mach mit! Fordere auch du eine Siesta für deutsche Krankenhäuser. Fordere klimatisierte Arztzimmer, die diesen Namen auch verdienen, Sessel, Kicker und Espresso. Eine Doctor's Lounge für die Notaufnahme. Jetzt!

Tipps für die Mittagspause

- Spreche dich frühzeitig mit deinen Kollegen ab. Wenn sie nicht gehen, sind sie selbst schuld.
- Lass dich von deinem Oberarzt ablösen. Er geht schließlich auch in die Pause.
- Sag Bescheid, wann du gehst und vergiss nicht, vorher den Funk abzugeben.
- Und wenn du mal wirklich nicht weg kannst, fülle eine Überstundenzettel aus: »Keine Mittagspause bei erhöhtem Notfallaufkommen.« Die Pflege macht das auch so.

Morphin

Was wäre die Medizin ohne Morphium? Morphin nimmt Schmerzen, es macht ruhig, lindert Atemnot und lässt Menschen friedlich einschlafen.

Dr. House nimmt Morphium. Und auch in der Notaufnahme gibt es den Stoff. Chirurgen spritzen Ketamin und verursachen Horrortrips. Anästhesisten nehmen alles, und das in doppelter Dosierung. Du nimmst Morphium.

❯ Profis nehmen Morphium!

Es wirkt bei Schmerzen, Atemnot und zur Sedierung. Du kannst es verdünnen oder einen Perfusor ansetzen. Du kannst es intravenös oder subkutan spritzen. Und du solltest auch davon Gebrauch machen. Es gibt keinen Grund für palliative Patienten, an Atemnot oder Schmerzen zu leiden. Die Dosis wird nach der Wirkung bestimmt.

MRSA-Patienten

Antibiotikaresistente Keime (MRSA steht für Methicillin-resistenter Staphylococcus aureus) sind in deutschen Krankenhäusern sehr verbreitet. MRSA-Patienten können in Heimen ein ganz normales Leben führen. Doch im Krankenhaus werden sie plötzlich wie Aussätzige behandelt. Sie liegen in Einzelzimmern und bekommen nur noch Vermummte mit Kittel und Maske zu Gesicht. Niemand ist besonders scharf darauf, mehr als einmal am Tag ein Isolationszimmer zu betreten. Und weil alle MRSA-Patienten isoliert werden müssen, ist es schier unmöglich, ein Bett für sie zu finden. Es gibt sowieso keine Betten. Aber Isolationsbetten – ein Ding der Unmöglichkeit!

Deshalb musst du vorbeugen und darfst gar keine MRSA-Patienten annehmen. Immer wieder fragt die Rettungsleitstelle nach. Du musst dir ständig neue Ausreden einfallen lassen: »Wir haben schon drei Isos.« »Unsere Kittel sind aus.« »Wir haben schon eine gesperrte Station.« »Wir haben einen Engpass mit dem Desinfektionsmittel.« Wer es schafft, einen Isolationspatienten abzulehnen, steigt im Ansehen bei der Pflege und wird mit Espresso und Urin-Stixen belohnt. Wer ihn annimmt, muss mit Repressalien rechnen.

Wenn die Leitstelle eine Zwangsbelegung eines MRSA-Patienten verordnet, musst du improvisieren: Mach allen klar, dass du diesen Patienten nicht angenommen hast. Es handelt sich um eine Zwangsmaßnahme der Leitstelle, eine Gemeinheit der Sanitäter oder ein Komplott der Geschäftsleitung. Du hättest niemals zugestimmt, aber dich hat ja niemand gefragt. Schließlich findet sich irgendwo eine Besenkammer, die zum Isolationszimmer umfunktioniert wird. Besen raus, MRSA rein. Manchmal ergeben sich Matches, das heißt, zwei MRSA-Patienten bekommen ein Zimmer.

Irgendwann wird es in deutschen Krankenhäusern mehr Isolationszimmer als normale Betten geben. Und erst wenn jeder Deutsche mit MRSA infiziert ist, musst du nicht mehr unter dem Kittel schwitzen und deinen eigenen Mundgeruch unter der Schutzmaske einatmen, wenn du ein MRSA-Zimmer betrittst.

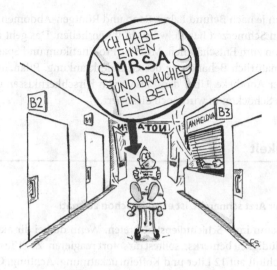

☐ Abb. M1

☞ Meteorismus

Ein nicht unerheblicher Teil deiner Arbeit hat mit Darmgasen zu tun. Deshalb ist es wichtig, dass du auch hier Bescheid weißt. Wenn bei den Patienten mit Bauchschmerzen am Ende hoffentlich alles Schlimme ausgeschlossen ist, bleibt oft nur noch eine Diagnose: Meteorismus. Immerhin, es klingt nach einer Diagnose, du kannst es verschlüsseln, und es hört sich auch viel besser an als »Blähungen«. Mach den Test: »Sie leiden an Meteorismus.« Dein Patient wird es besser annehmen als: »Sie haben Blähungen.« Außerdem haben die Patienten oft wirkliche Schmerzen. Viele Gomer können dir nicht sagen, was ihnen wehtut. Aber vielleicht würde einer schreien: »Ich muss furzen! Verdammt!«

Meteorismus kann durch eine schlaffe Bauchmuskulatur bedingt sein. Also raus aus dem Pflegeheim, ab ins Fitnessstudio? Kommen dann noch viele Ballaststoffe dazu, ist der Blähbauch perfekt. Das kann sehr bedrohlich aussehen. Aber auch ein Ileus kann zu Meteorismus führen. Daneben zum Beispiel noch exokrine Pankreasinsuffizienz, Peritonitis, Herzinsuffizienz und Leberzirrhose. Deshalb kommst du bei Meteorismus auch nicht um eine ausführliche Anamnese und Untersuchung herum.

> ❯ Bäuche immer anschauen und anfassen! Auch wenn du nur einen eingeklemmten Furz vermutest.

Des Weiteren je nach Befund Labor, Sono und Röntgen-Abdomen. Und weil die Patienten Schmerzen haben, willst du ihnen helfen. Das geht am besten mit Simeticon zum Entschäumen, MCP als Prokinetikum und Spasmolytika. Außerdem natürlich Behandlung der Grunderkrankung. Pflanzliche Mittel gibt es in der Apotheke. Über den Einsatz von Kirschkernkissen und Kümmelsalbe im Schockraum wird noch diskutiert.

☞ Müdigkeit

❶ **Cave**
Wenn der Arzt schnarcht, ist es meist schon zu spät!

Müdigkeit kann im ► Schichtdienst auftreten. Wenn du bei dir akute Symptome von Müdigkeit bemerkst, solltest du sofort reagieren: Zwei Tassen Kaffee per os, Frischluft auf 12 Liter und Koffeinrückatmung. Achtung, Gähnen ist ansteckend! Sollten sich die Beschwerden nicht innerhalb der nächsten 30 Minuten bessern: Meiden depressiver oder zwanghafter Patienten, großzügig abmelden und schlafen.

»Red flags« bei Müdigkeit
- Rezidivierendes Gähnen
- Apoplektisches Augenzufallen
- Läppisches Verhalten
- Affektabflachung
- Neurologische Ausfälle wie Sprachstörung und Lidheberparese

N

M. C. Poetzsch, Notaufnahme,
DOI 10.1007/978-3-662-54096-1_16, © Springer-Verlag GmbH Deutschland 2017

Zwei Wochen

Jetzt sind die ersten zwei Wochen vorbei. Du hast schon einiges gesehen und erlebt und bist wahrscheinlich zwei Jahre vorgealtert.

Gestern hattest du richtig Stress. Du wolltest den Patienten mit dem kardiogenen Schock erst einmal stabilisieren. Du hattest noch nie zuvor eine Arterie gelegt. Es war auch niemand da, der etwas erklären konnte. Ein Pfleger hat dir geholfen und einen Dopaminperfusor vorgeschlagen. »Auf wie viel soll ich ihn laufen lassen?« Du hattest keine Ahnung: »Standarddosis.«

Schließlich musstest du den Patienten in den Herzkatheter begleiten. Der Kardiologe hat sich aufgeregt, dass du ihn nicht früher angerufen hast. Der Anästhesist hat sich auch aufgeregt: »Wo ist der ZVK?« Schließlich konntet ihr euch darauf einigen, primär den Patienten zu versorgen. Als er später endlich auf der Intensivstation war, warst du am Ende. Dankbar hast du eine Tasse lauwarmen Tee (!) getrunken und dein Leben bereut.

Zwei Wochen vorbei. Noch elf Monate und noch mal zwei Wochen. Was kann noch passieren? Dann fällt es dir ein: Bald ist dein erster Nachtdienst. Schließlich wirst du jetzt schon seit zwei Wochen ins kalte Wasser geschmissen. Das muss reichen. Du hast den Termin dick in deinem Kalender eingetragen. Irgendein Scherzbold hat einen Totenkopf daneben gemalt.

Lernziele

Du setzt dich schon mal mit dem Thema Nachtdienst auseinander. Das wird auch höchste Zeit, denn bald ist es so weit. Bis dahin vertreibst du dir die Zeit mit Nachthemden, Natrium und Neurologen. Das alles läuft dir hier öfter über den Weg. Oft auch in Kombination. Zudem gibt es Infos zu deiner Ausbildung als Notfallmediziner. Du stellst fest: Gefühlt gibt es mehr Ärztekammern als Ausbildungen. Wofür, das wird noch diskutiert.

Nachtdienst

Du sitzt in der Küche und bist kurz davor, deinen ersten Nachtdienst anzutreten. Eine Kollegin berichtet von ihrer letzten Nacht, sozusagen zur Einstimmung:

»Ich hatte ziemlich viel Stress bis um drei oder so, dann konnte ich ein paar Intensivpatienten abverlegen. Danach war alles dicht. Aber dann ging's erst richtig los: Es kam ein 25-jähriger Patient mit einer Opiatintoxikation. Der Notarzt brachte ihn mit einer Sauerstoffsättigung von 75%. Ich wollte das

Heroin nicht antagonisieren, weil er sonst bestimmt randaliert hätte. Plötzlich fing er an, massiv Blut zu husten, und ich hatte überhaupt keine Ahnung, warum. Heroin und Blut husten – gibt es da irgendeinen Zusammenhang, habe ich mich die ganze Zeit gefragt. Zur gleichen Zeit wurde eine Frau mit einem akuten Abdomen gebracht. Sie war respiratorisch insuffizient. Ich musste sie intubieren, aber sie hatte nur eine rosa Nadel. Der Pfleger hat sie bebeutelt, während ich ihr einen zentralen Venenkatheter gelegt habe.«

»Hat sie das toleriert?«, fragst du, während du mit zittriger Hand den Kaffeebecher zum Mund führst. »Ich habe den ZVK natürlich in die Leiste gelegt. Dann habe ich in die andere Leiste eine Arterie gelegt, und dann konnte ich sie endlich intubieren. Ich war zuerst in der Speiseröhre, aber dann habe ich's ohne Anästhesisten geschafft. Mittlerweile kam noch einer mit tachykardem Vorhofflimmern bei einer Herzfrequenz von 160. Ich habe ihm zwei Ampullen Digoxin gespritzt, aber es hat überhaupt nicht geholfen. Nach einem Adenosintest habe ich ein Vorhofflimmern gesehen, aber es war wohl eher ein Vorhofflattern. Mit einem Betablocker ging es besser, aber wie sollte ich weitermachen? Drei Antiarrythmika wollte ich nicht kombinieren, dann wäre nur noch die Kardioversion geblieben, aber ich wusste nicht, wie lange er das Flimmern schon hatte. Ich hatte noch den anderen Kollegen dazugerufen, der hat sich dann um ihn gekümmert. Mittlerweile kam das Röntgenbild von dem mit den Drogen und dem Bluthusten. Es war eine massive beidseitige Pneumonie. Immerhin wusste ich jetzt...«

Irgendwann hörst du ihr nicht mehr zu. Du schaust auf die Uhr. Es ist so weit. Die Nacht beginnt...

> **Mit der Zeit gewöhnt man sich an alles. Auch an Nachtdienste.**

Aber unter den Betten in Arztzimmern müssen Wasseradern verlaufen. Du träumst von Gomern und hast ständig das Gefühl, etwas vergessen zu haben. Wenn du dich dann endlich in den Schlaf gegrübelt hast, kommt der nächste Patient. Du gehst in die Aufnahme und siehst folgende Diagnose: »Chronische Schlaflosigkeit seit 4 Monaten.« Was geht dir in einem solchen Moment durch den Kopf?

Du stellst dich nicht vor: »Sie können also nicht schlafen?« Er ist mit seiner Frau da. Er ist schon etwas älter und sieht müde aus. »Seit 4 Monaten?« Er nickt. Du versuchst einen Anflug von Mitleid zu unterdrücken. »Und jetzt kommen Sie nachts zu mir und meinen, dass ich Ihnen helfen kann?« Er steht auf und fängt an, auf- und abzugehen. »Wissen Sie, Herr Doktor, ich weiß einfach nicht mehr, was ich tun soll.« »Waren Sie denn schon bei einem Arzt?«

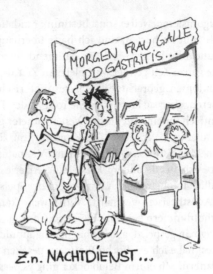

Z.n. NACHTDIENST...

■ Abb. N1

»Natürlich war ich das, aber niemand kann mir helfen. Es ist so, dass ich einfach nicht mehr schlafen kann. Seit 4 Monaten. Es ist schrecklich.« Du verschränkst die Arme. »Haben Sie keine Schlaftabletten genommen?« »Die helfen nicht.«

Was bringt einen Menschen dazu, plötzlich nicht mehr schlafen zu können? Doch du fühlst zur Wut verpflichtet. Eine Notaufnahme ist schließlich kein Schlaflabor. »Ich kann ihnen jetzt eine Tablette geben. Aber morgen müssen Sie zum Arzt gehen, am besten zu einem Psychiater.« Dankbar nimmt er die Tablette und verspricht, gleich am nächsten Tag den Psychiater aufzusuchen. Dann ist er wieder weg. Die Schwester: »Und? Hast du ihm die Meinung gesagt?« Du nickst und legst dich wieder hin. Du kannst nicht mehr einschlafen.

Ein anderes Mal wirst du wegen eines »sterbenden Schwans« geweckt. Der ist 30 Jahre alt und hat Rückenmerzen. Sie bestehen seit Monaten und sind nun nicht mehr erträglich. Auf einer Schmerzskala von 1 bis 10 – eine 12! Er hat noch keine Tabletten eingenommen. Der »Schwan« wird von seiner Frau im Rollstuhl hereingefahren. Du bist nicht gerade freundlich, auch wenn du weißt, dass der Patient über die Qualität seiner Schmerzen selbst entscheidet. Er weiß nicht, was er hat, und ist beunruhigt. Doch das hilft dir nicht. Du bist trotzdem genervt und drückst ihm ein paar Schmerztabletten in die Hand. Nach deiner Untersuchung steht er aus dem Rollstuhl auf und geht selbstständig zum Auto zurück. Wunderheilung.

Irgendwann wirst du keine Nachtdienste mehr machen. Du wirst nicht mehr nachts aufstehen, um die fünfte Platzwunde zu nähen oder die alte Frau zum zehnten Mal wegen AZ-Verschlechterung aufzunehmen. Wenn du um 4 Uhr nachts in die Notaufnahme wankst, stellst du dir vor, dass du eigentlich noch im Bett liegst. Im Untersuchungszimmer steht nur dein Hologramm und fragt: »Seit wann haben Sie Rückenschmerzen?« »Seit wann hat sich Ihr Zustand verschlechtert?« Die Antwort wird auf deiner integrierten Festplatte gespeichert, modifiziert und direkt in Form eines Arztbriefes ausgedruckt. Die Patienten wissen nichts davon, die Pflege hat es auch noch nicht bemerkt. Aber du liegst in deinem Bett und lächelst. Dann drehst du dich noch einmal um, während dein Hologramm für dich arbeitet.

- **Tipps für den Nachtdienst**
- Du bist nicht allein. Es gibt Kollegen, es gibt die Pflege.
- Es gibt den Oberarzt. Du kannst ihn anrufen.
- Es gibt Bücher, es gibt das Internet.
- Hol dir frühzeitig Hilfe.
- Du bist auch nur ein Mensch.
- Den Ball flach halten.
- Kaffee trinken.
- Meistens ist es nicht so schlimm.

Nachthemd

In der Notaufnahme sind alle gleich. Und wenn nicht, werden sie gleich gemacht. Egal ob Lehrer, Maurer oder Professor – jeder bekommt sein Nachthemd. Da hilft kein Protestieren, die Klamotten müssen runter. »Ich habe Brustschmerzen.« Raus aus den Kleidern, rein ins Nachthemd! »Mein Rücken…« Runter mit dem Zeug, Hemdchen an. »Ich habe Schnupfen…« Gut, es gibt Ausnahmen.

Aber Achtung: Die Nachthemden sind hinten offen! Bei starken Schmerzen ist das dem Patienten wahrscheinlich egal. Aber wer nicht möchte, dass Ärzte, Pflege und zwanzig andere Patienten den Allerwertesten sehen, wenn er zur Toilette geht, der sollte das bedenken. Auch Fotomodelle würden dabei kein gutes Bild abgeben. In der Notaufnahme sind eben alle gleich.

Durch die Nachthemden hat die Pflege einen besseren Zugriff auf den Patienten (vor allem hinten). Doch wenn du deinen Patienten auskultieren möchtest, wird es kompliziert. Und ob Krankheit immer Nachthemd bedeuten muss, sollte man sich manchmal überlegen.

Natrium

Mit dem Natrium ist es ähnlich wie mit dem Kalium. Wer einmal anfängt, es zu kontrollieren, der kann damit nicht mehr aufhören und muss stündliche Blutabnahmen durchführen. Vor allem weil du das Natrium nicht zu schnell ausgleichen darfst, pro Stunde nicht mehr als 0,5–1 mmol/l.

Ursachen für eine Hyponatriämie können unter anderem Herzinsuffizienz, Leberzirrhose oder Niereninsuffizienz sein. Oder dein Patient verliert Natrium, zum Beispiel bei Diuretika-Einnahme, Diarrhö, Erbrechen, Verbrennungen, Trauma, Peritonitis oder Pankreatitis. Ist beides nicht der Fall, dann hat dein Patient vielleicht eine Nebennierenrinden-Insuffizienz (z. B. Morbus Addison), eine Hypothyreose, ein SIADH (Syndrom der inadäquaten ADH-Sekretion), oder er trinkt zu viel Wasser (z. B. psychogene Polydipsie).

Der Grund für eine Hypernatriämie können eine Exsikkose, Medikamente oder endokrinologische Erkrankungen wie Diabetes insipidus, Conn- oder Cushing-Syndrom sein.

Naturheilverfahren und Homöopathie

An einem Notarztstützpunkt wurde gern die Geschichte von dem Notarzt mit der Zusatzbezeichnung Naturheilverfahren erzählt. Er verabreichte dem Patienten nach dem Verkehrsunfall mit Polytrauma als Erstes ein paar Kräuter und Kügelchen. Es wurde gelacht, aber manche sagten hinter vorgehaltener Hand, es habe gewirkt. Wer heilt, hat recht. Und der Notarzt hat den Patienten dann trotzdem noch leitliniengerecht versorgt. In der Notaufnahme gibt es allerdings noch keine Kügelchen.

Neurochirurgen

Auch Neurochirurgen spielen mit im »Game of Bones«. Die ganzen Patienten mit chronischen Rückenschmerzen sind allesamt Anwärter auf neurochirurgische Betten. Wenn es eine potenzielle Kraftminderung oder irgendein Problem mit den Reflexen gibt oder auch keines, dafür aber ein MRT, das zeigt, irgendwo ist irgendwann vielleicht ein kleiner Bandscheibenvorfall gewesen, und das ist eigentlich immer der Fall – neurochirurgisches Konsil! Hinzu kommen alle neurologischen Patienten, die gar nicht neurologisch sind: Patienten mit HWS-Verspannungen, die sich nicht mit Schmerztabletten zufrieden geben, und solche mit Rückenschmerzen, denen sich der Orthopäde verweigert: Das sind alles potenzielle neurochirurgische Patienten, die dringend ein Bett auf einer neurochirurgischen Station benötigen.

Neurologen

Ein Hoch auf die Neurologen! Sie sind wirklich eine klasse Erfindung. Was würdest du sonst mit den ganzen Gomern machen? Es könnte schließlich immer ein Schlaganfall gewesen sein. Deshalb solltest du großzügig neurologische Konsile anmelden. Dabei geht es für den Neurologen oft um die Frage: Reicht ein Schädel-CT, oder will mein Oberarzt sowieso ein Angio-CT? Für dich geht es aber oft um Folgendes: Kann der Patient auf eine neurologische Station oder muss ich den Urologen anrufen?

Peinlich ist es, wenn du ein Konsil wegen Schwindel anmeldest und dich der Neurologe darauf hinweist, dass es sich um eine Sepsis handelt. Dann musst du den Patienten doch selbst untersuchen. Aber glücklicherweise hat der Neurologe schon die Anamnese erhoben, mit den Angehörigen und dem Hausarzt telefoniert und die Diagnose gestellt. Du hörst jetzt auf Herz und Lunge (Zeitaufwand: 10 Sekunden), kopierst das neurologische Konsil in den Arztbrief (noch mal 10 Sekunden), ordnest eine Antibiose an (5 Sekunden) und suchst ein Bett (Stunden bis Tage).

Wenn du in einem Haus ohne Neurologie arbeitest, musst du die ganze Arbeit selbst machen. Bei einem Anteil neurologischer Krankheitsbilder in internistischen Notaufnahmen von etwa 20% ist das eine ganze Menge!

Wie erkennst du einen Neurologen? Sie tragen gerne Kittel in der Kombination mit Jeans und Turnschuhen. Damit wollen sie wahrscheinlich ihre Rolle des intellektuellen Rebellen in der Medizin unterstreichen. Es sieht aber einfach nach einem Medizinstudenten aus, der sich noch keine weißen Schuhe leisten kann. Als Oberarzt tauschen sie die Treter gegen Lackschuhe oder binden sich eine Krawatte um. Weibliche Neurologen sind jung und gutaussehend, männliche haben Humor, den sich sogar manche als Oberarzt erhalten.

Ihr werdet euch bestimmt bestens verstehen. Oder bist du selbst ein Neurologe?

Notarzt und Notfallmedizin

Du willst Notarzt werden? Endlich die rote Jacke anziehen? Hinten steht es groß drauf: »Notarzt«. Die Sicherheitsstiefel machen dich ein paar Zentimeter größer. Du bist »draußen« und suchst nicht mehr Betten für AZ-Verschlechterungen (▶ Schlaz). Wirklich nicht? Natürlich fährst du hauptsächlich zu AZ-Verschlechterungen und suchst für sie Betten. Aber immerhin kommst du zu den Patienten und nicht umgekehrt.

Du musst schnell Entscheidungen treffen, und es gibt keinen Oberarzt, den du um Rat fragen kannst. Vielleicht denkst du jetzt: Das ist ja wie in der Notaufnahme. Aber die Situation ist eine andere. Du kannst mit den vorhandenen Mitteln oft keine definitive Diagnose stellen. Vielleicht hast du dann Verständnis für die manchmal eher spärlichen Informationen auf den Einweisungsscheinen. Aber du bist nicht der Bereitschaftsdienst. Du bist mit einem Team unterwegs, und es ist wichtig, dass ihr als Team arbeitet. Du findest dich verwegen, wenn du mit dem ganzen Trupp durch das Treppenhaus trampelst und dich die Nachbarn staunend ansehen? Vielleicht hat es eine Messerstecherei gegeben oder einen Unfall auf einer Baustelle? Nein, es ist wieder einmal eine AZ-Verschlechterung. Egal, es ist immer spannend.

Aber um so weit zu kommen, musst du erst einmal die Zusatzbezeichnung Notfallmedizin erwerben. Für den Notfallmediziner musst du 2 Jahre an einem Krankenhaus arbeiten, in dem auch Notfälle versorgt werden, und davon ein halbes Jahr in der Intensivmedizin, der Anästhesie oder in der Notaufnahme ableisten. Dann brauchst du noch 50 Einsätze im Notarztwagen, den 80-Stunden-Kurs Notfallmedizin und eine Prüfung.

Wenn du etwas an der Regelung der ärztlichen Ausbildung nicht verstehst, dann lies einfach nach, zum Beispiel in der »Weiterbildungsordnung für die Ärzte Bayerns vom 24. April 2004 in der bis zum 31. März 2011 geltenden Fassung«. Da steht alles ganz genau drin. Davor gab es die »Weiterbildungsordnung für die Ärzte Bayerns in der Neufassung vom 1. Oktober 1993, die bis zum 31. Juli 2004 galt und die am 1. August 2004 außer Kraft getreten ist.« Aber dann wurde alles anders, denn jetzt gibt es die »Weiterbildungsordnung für die Ärzte Bayerns vom 24. April 2004 in der aktuellen Fassung der Beschlüsse vom 16. Oktober 2011.«

Eine wirklich einheitliche Ausbildung zum Notfallmediziner oder einen Facharzt für Notfallmedizin gibt es in Deutschland nicht. Wenn sich jemand ein Bein gebrochen hat, kann es sein, dass der Notarzt ein Chirurg ist, das wäre in dem Fall gut. Ist er ein Internist, kann er auch ein Schmerzmittel spritzen. Aber hoffentlich erkennt er die dislozierte Sprunggelenkfraktur. Wird der Chirurg dagegen die Rhythmusstörung im EKG erkennen und richtig therapieren? Vielleicht. Vielleicht ist dieser Notarzt aber auch ein Gynäkologe. Der wäre notwendig bei der drohenden Frühgeburt. Aber wie war das noch mal mit der Wehenhemmung, fragt sich der Neurologe, der den Schlaganfall erkannt hätte, den der Anästhesist übersehen hat? Immerhin versorgt der jetzt das Polytrauma bei dem Verkehrsunfall. Sein Kollege aus der Allgemeinmedizin hätte die Thoraxdrainage gar nicht legen können, er hat es erst ein einziges Mal am Phantom geübt…

Viele Kollegen sind bestimmt nicht nur in ihrem Fach hervorragende Notärzte, und es braucht präklinisch auch nicht für jedes Krankheitsbild den jeweiligen Fachspezialisten. Aber wenn du dich in einem Bereich noch nicht so fit fühlst, dann solltest du dort vielleicht einmal hospitieren. Denn vieles musst du dir immer noch selbst zusammensuchen. Aber wenn es dann mal so weit ist, wird es dir bestimmt Spaß machen. Du darfst nur nicht vergessen, die rote Jacke zu Hause wieder auszuziehen. Sonst kann es zu Missverständnissen kommen…

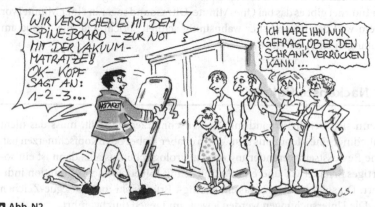

◻ Abb. N2

Notfallsonografie

Die Ultraschalldiagnostik in der Notaufnahme gewinnt zunehmend an Bedeutung. Das liegt vor allem daran, dass es durch moderne Ultraschallgeräte möglich geworden ist, Bedside-Untersuchungen durchzuführen. Das heißt, das Sono kommt zum Patienten und nicht der Patient zum Sono. Außerdem sind die Geräte noch einmal viel besser geworden.

Mittlerweile gibt es sogar einige Kurse zur Notfallsonografie, auch kostenlos im Internet: z. B. »Bedside Ultrasound« oder »One Minute Ultrasound«.

Neben der Sonografie bei Trauma (▶ FAST) gibt es noch weitere Methoden: FATE – Focussed Assessed Transthoracic Echocardiography. Damit ist eine orientierende echokardiografische Untersuchung gemeint. Gibt es einen Perikarderguss? Liegen Hinweise für eine Rechtsherzbelastung vor? Wie sieht die Pumpfunktion aus? Wie ist der Volumenstatus?

Eine ernsthafte Konkurrenz für das Röntgenbild stellt die Thoraxsonografie dar. Wie bei ▶ eFAST beschrieben, kannst du mit etwas Übung einen Pneumothorax erkennen. Der Pleuraerguss lässt sich sonografisch ohnehin besser erkennen. Aber auch eine Pneumonie oder ein Lungenödem ist sonografisch darstellbar.

Eine Kombination aus FAST, eFAST und FATE ist RUSH: Rapid Ultrasound for Shock and Hypotension. Du schaust dabei auf Herz und V. cava (FATE), beurteilst Abdomen und Lunge wie bei FAST und eFAST und wirfst noch einen Blick auf die Aorta. Geübte machen das angeblich in 2 Minuten. Im Internet gibt es das bei One-Minute-Ultrasound sogar in einer Minute, vor allem weil der Untersucher wahnsinnig schnell spricht. Du musst es ja am Anfang nicht übertreiben.

☞ Nackensteifigkeit

Wenn sich bei dir jemand mit Nackenschmerzen vorstellt, muss das nicht unbedingt eine Meningitis sein. Wenn er aber Fieber oder Kopfschmerzen hat, eine Bewusstseinsveränderung oder neurologische Ausfälle, dann ist ein sofortiges Schädel-CT und eine Antibiose mit folgender Liquorpunktion indiziert. Du solltest wissen, was ein Kernig-, Brudzinski- und Lasègue-Zeichen ist. Die Untersuchungen werden jeweils im Liegen durchgeführt:

- Kernig-Zeichen: Hüftgelenk um 90 Grad gebeugt, Strecken des Kniegelenks ist schmerzhaft.

- Brudzinski-Zeichen: Beim Nach-vorn-Beugen des Kopfes durch den Untersucher zieht der Patient seine Beine reflektorisch an.
- Lasègue-Zeichen: Das Anheben des gestreckten Beines des Patienten durch den Untersucher führt zu einem Rückenschmerz, der bis in die Wade ausstrahlt.

Neben den schlimmen Dingen wie Meningitis und Subarachnoidalblutung kann natürlich auch nur eine muskuläre Verspannung vorliegen. Außerdem ein Bandscheibenvorfall, ein Rigor, ein Tumor oder eine Fraktur. Risus sardonicus und Tetanus wirst du wahrscheinlich eher selten zu Gesicht bekommen.

☞ Nasenbluten

Wahrscheinlich wirst du auch dem einen oder anderen Patienten mit Nasenbluten in deiner Notaufnahme begegnen. Meist sieht es schlimmer aus, als es ist. Du kannst dich und deinen Patienten erst mal beruhigen. Wie du weißt, ist es in der Regel harmlos. Die meisten Blutungen rühren von einer trockenen Nase. Wenn der Patient dann noch seinen Finger hineinsteckt, um irgendetwas herauszuholen (Unterstellung!), vielleicht noch ein Infekt oder eine Allergie hinzukommt – schon kann es bluten.

Du solltest den Blutdruck deines Patienten messen und klären, ob er gerinnungshemmende Medikamente nimmt. Im Zweifel macht auch eine Blutentnahme Sinn. Neben einer Medikamentenüberdosierung und einer hypertensiven Krise kommen noch Trauma, Tumoren und stattgehabte OPs in Betracht. Davon wird dir dein Patient hoffentlich berichten. Du lässt ihn aufrecht sitzen, Kopf ein wenig nach vorn gebeugt, kalten Lappen in den Nacken, Nasenflügel zusammendrücken. Abschwellende Nasentropfen oder gegebenenfalls Senkung des Blutdrucks.

Wenn das alles nicht hilft, liegt vielleicht eine schwere Blutung vor. Dann legst du eine Nasentamponade. Außerdem rufst du sofort den HNO oder verlegst die Blutung (nach Anlegen der Tamponade) in die Fachklinik. Dabei reicht es meist nicht, mit Salben versehene Kompressen in die Nase zu stopfen. Wenn es arteriell blutet, musst du eine pneumatische Nasentamponade schieben. Die habt ihr nicht? Nimm einen kleinen Tubus oder einen Blasenkatheter. In den unteren Nasengang hinein, blocken, Nase vorne mit Kompressen ausstopfen. Hat ja jeder schon tausendmal gemacht.

O

M. C. Poetzsch, *Notaufnahme*,
DOI 10.1007/978-3-662-54096-1_17, © Springer-Verlag GmbH Deutschland 2017

Erster Monat

Dein erster Nachtdienst war die Hölle. Du hattest dir eine große Thermoskanne Kaffee mitgebracht. Um müde zu werden, blieb auch keine Zeit. Irgendwann um 7 Uhr morgens fiel dir auf, dass deine Pause aus einem Glas Wasser bestand, das du in der Küche im Stehen getrunken hast. Immer wenn du merktest, dass die Zeichen auf dem Monitor verschwimmen, hast du einen Schluck Kaffee genommen. Die Kanne war schnell leer. Irgendwann waren dir auch die Tippfehler egal. Dann kriegt der »Huasarzt« halt seinen »Arztbreif«. Ist doch nicht dein Problem.

Wie immer ging es damit los, dass es keine Betten gab. Auch nicht für euren »Haus-COPDler«. Er musste in der Notaufnahme nichtinvasiv beatmet werden. Der Pfleger kannte sich mit dem Gerät nicht aus, du noch weniger. Immerhin hatte dir der Oberarzt vor ein paar Tagen gezeigt, wo man das Gerät ein- und ausschaltet. Das war schon mal ein Riesenvorteil. Viel mehr sei nicht dahinter, hatte er gesagt. Zum Glück hattest du dir ein paar Beatmungsparameter aufgeschrieben. Sie ließen sich aber nicht praktisch anwenden. Denn der Patient tolerierte die Maske nicht. Die Morphindosen hätten einen Elefanten lahmgelegt; dein Patient hatte in dieser Hinsicht eine dickere Haut. Irgendwann hast du aufgegeben und die 70% Sauerstoffsättigung hingenommen. Am Morgen ging es dem Patienten trotzdem besser. Ungeduldig wartete er auf seinen Kaffee. Außerdem hattest du noch ein paar andere Patienten zu versorgen. Darunter mehrere Blutdruckentgleisungen. Du konntest sie erfolgreich wegignorieren. Außerdem einige Alkoholleichen, die am Monitor ihren Rausch ausschliefen. Zweimal Brustschmerzen. Einmal mit Troponin, einmal ohne. Nach einigem Zaudern riefst du nachts den Kardiologen an. Er fragte dich, was dir einfällt, ihn wegen so einer Lappalie anzurufen. »Geben Sie ihm Heparin, morgen Katheter.« Dann hatte er aufgelegt. Der Kardiologe, den du vor 2 Wochen angerufen hast, hatte sich darüber aufgeregt, dass du ihm *nicht* Bescheid gesagt hattest. Schließlich beschäftigte dich noch ein Patient mit Fieber und Bauchschmerzen. Er hatte auch ein Troponin. Außerdem Atemnot. Irgendjemand hatte noch ein D-Dimer bestimmt. Das war genauso erhöht wie seine Entzündungszeichen. Schließlich konntest du dich überhaupt nicht mehr entscheiden zwischen Myokardinfarkt, Lungenembolie, Galle und Verstopfung. Deine Therapie bestand aus aggressivem Monitoring und einer breiten Antibiose. Am Ende überlegtest du die ganze Zeit, was du in der Frühbesprechung erzählen sollst.

Durch einen dumpfen Schlag wurdest du aus deinen Gedanken gerissen: Einer der Alkoholiker war aus dem Bett gefallen und fing an zu randalieren. Wie war das noch mal mit dem Alkoholdelir? Die Schwester beantwortete deine Frage mit Midazolam und einer Fünfpunktfixierung. Du hast keine Einwände mehr erhoben und gingst zur Übergabe.

Müdigkeit ist nur ein Wort. Ein Anzug aus Blei schien an deinen Knochen zu hängen. An den restlichen Monat kannst du dich nicht mehr erinnern.

Lernziele

In diesem Kapitel erfährst du, dass es den Onkel Doktor nicht mehr gibt. Zumindest in der Notaufnahme. Außerdem wichtige Hinweise zur Einteilung deiner Arbeitszeit. Du erfährst leider nicht den Unterschied zwischen Orthopäden und Unfallchirurgen, dafür aber den zwischen Ohrenschmerzen und Ödemen.

Onkel Doktor

Der Onkel Doktor ist ein weiser Mann mit einem guten Herzen. Er hat einen grauen Bart und schon sehr viele Erkrankungen gesehen und behandelt. Um seinen Hals baumelt ein Stethoskop, mit dem kann er sogar noch Herzgeräusche auskultieren. Wenn man mit ihm spricht, hört er zu. Er nimmt seine Patienten ernst. Er lässt sie ausreden, dann stellt er eine Frage. Die richtige. Manchmal schreibt er ein Rezept oder gibt eine Spritze, und alles wird gut…

Leider arbeitet der Onkel Doktor nicht mehr in deutschen Krankenhäusern. Er war zu teuer. Er nahm sich zu viel Zeit für seine Patienten, sein Case-Mix war zu schlecht. Beim Verschlüsseln der DRG-Diagnosen machte er zu viele Fehler. Und sein Arbeitstempo wurde so stark durch seinen nicht mehr zeitgemäßen Idealismus gebremst, dass er einfach nicht mehr rentabel war. Wenn du ihm mal begegnest, bestelle ihm schöne Grüße!

Organisation

❯ Organisation ist alles.

Am Anfang fällt es dir schwer. Doch du solltest ab und zu auf die Uhr schauen. Wenn du weißt, du hast nur noch 3 Stunden Zeit, dann solltest du dir folgende Fragen stellen:

▬ War ich schon Mittagessen?

▬ Habe ich schon einen Kaffee getrunken?

▬ Muss ich mir noch jeden Patienten anschauen?

Es empfiehlt sich, deine Patienten so auf die Untersuchungen zu verteilen, dass die Ergebnisse nach der Essenspause da sind. Danach kannst du alles abarbeiten. Das heißt, du gibst am Anfang Vollgas, um dann stetig nachzulassen. Ein bis zwei Stunden vor Dienstende fängst du abgesehen von echten Notfällen keine neuen Patienten an. Du kümmerst dich primär darum, deine Patienten abzuschließen.

Nimm dir Zeit für die ▶ Übergabe. Mach es wie die Pflege: Zu dieser Zeit darf sie niemand stören. Das gilt auch für Ärzte. »Ich habe dir heute keine Patienten zu übergeben.« Danach gehst du entspannt nach Hause. Du findest das unrealistisch? Stimmt. Du arbeitest in der Notaufnahme. Du gehst niemals entspannt nach Hause. Aber du kannst es zumindest versuchen.

Orthopäden und Unfallchirurgen

Du magst keine Menschen, nur Autos und Prothesen? Vielleicht möchtest du mal ein Orthopäde werden. Oder ein Unfallchirurg. Aber wenn du den Unterschied zwischen beiden nicht kennst, wird das nichts:

- Funkst du den Orthopäden an, meldet sich der Unfallchirurg und regt sich auf, warum du nicht den Orthopäden anrufst.
- Willst du den Unfallchirurgen sprechen, meldet sich der Orthopäde und meint, der Unfallchirurg sei zuständig.

Manchmal verschmelzen die beiden zu einer Person: Dienstarzt Orthopädie/Unfallchirurgie. Merkhilfe für die übrige Zeit: Bei Unfällen kommt der Unfallchirurg, bei Rückenschmerzen der Orthopäde. Nachts kommen beide. In einer Person. Dann fechten sie einen inneren Kampf aus, wer die Zuständigkeit über ihren Körper erlangt. Der eine zückt eine Nadel, um damit ein Knie zu punktieren, der andere möchte es abschneiden. Nach 24 Stunden Dienst entsteht psychische Anspannung.

☞ Ödeme

Wenn jemand geschwollene Beine hat, kann das verschiedene Ursachen haben. Du wirst es häufig mit Ödemen bei einer Herzinsuffizienz zu tun haben. Aber das ist noch lange nicht alles. Eine Thrombose oder ein postthrombotisches Syndrom verursacht eine einseitige Schwellung. Ansonsten können Ödeme durch eine Niereninsuffizienz oder eine chronisch-venöse Insuffizienz entstehen. Es kann ein Lymphödem vorliegen, ein entzündliches, allergisches oder posttraumatisches Ödem. Ein Eiweißmangel (z. B. bei Leberzirrhose) führt zu Ödemen sowie bestimmte Medikamente (z. B. Kalziumantagonisten etc.). Im Sommer kommt es zu hydrostatischen Ödemen, vor allem wenn noch eine Varikose vorliegt.

Was sind die Ursachen? In deiner Anamnese kannst du den Patienten besonders auf Vorerkrankungen, Medikamente, Allergien und Operationen abklopfen. Du schaust dir die Beine im Stehen und im Liegen an und misst ihren Umfang. Es gibt zum Beispiel das Payr-, Meyer- und Homans-Zeichen. Da du dich daran nicht mehr erinnern kannst, genauso wenig wie an die Ratschow-Lagerungsprobe oder den Trendelenburg-Test, lässt du diese Untersuchungen am besten von deinem PJ-Studenten oder Famulanten durchführen.

Natürlich untersuchst du nicht nur die Beine, sondern den ganzen Patienten. Wie sieht die V. jugularis aus, gibt es Hinweise auf eine Lebererkrankung? Du ordnest ein Labor an mit Leber- und Nierenwerten, Elektrolyten, Blutbild und gegebenenfalls TSH und Albumin. Außerdem Urin-Stix, EKG, Röntgen-Thorax und gegebenenfalls Abdomen-Sono und Echokardiografie.

Danach legst du ein bisschen die Beine hoch.

☞ Ohrenschmerzen

Natürlich kannst du Patienten mit Ohrenschmerzen wieder wegschicken und sagen: »Gehen Sie zum HNO-Arzt.«. Du kannst aber auch ein Otoskop nehmen und ihnen in die Ohren schauen (Zeitaufwand: 1 Minute).

- Ist das Trommelfell gerötet, vorgewölbt, eitrig oder schon perforiert, liegt möglicherweise eine Otitis media vor. Die wird mit Schmerztabletten und abschwellenden Nasentropfen behandelt. Ein Antibiotikum musst du nur bei Fieber oder Erbrechen verschreiben und wenn die Beschwerden nach 48 Stunden nicht besser werden. 80% der Mittelohrentzündungen heilen ohne Antibiotika ab. Ansonsten ist Amoxicillin Mittel der ersten Wahl.
- Ist der äußere Gehörgang oder die Ohrmuschel gerötet, liegt vielleicht eine Otitis externa vor. Die kannst du mit Schmerzmitteln und lokalen Kortikosteroiden, gegebenenfalls mit Antibiotikazusatz, behandeln.

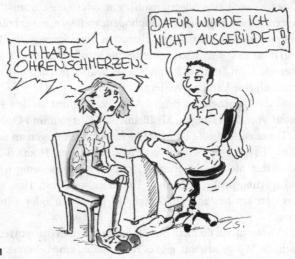

□ Abb. O1

Andere Ursachen für Ohrenschmerzen sind Fremdkörper/Zerumen, Seromukotympanon, Furunkel, Erysipel und Reizungen des Kiefergelenks. Im Zweifel kannst du deinen Patienten dann ja immer noch zum HNO schicken.

P

M. C. Poetzsch, Notaufnahme,
DOI 10.1007/978-3-662-54096-1_18, © Springer-Verlag GmbH Deutschland 2017

Zweiter Monat

Nach 60 Tagen ist noch niemand gestorben. Zumindest nicht, weil du irgendeinen gravierenden Fehler gemacht hast. Du fühlst dich immer noch wie der letzte Anfänger, aber immerhin verläufst du dich nicht mehr auf dem Weg zur Kaffeemaschine. Die meisten kennen deinen Namen, und du kannst dich sogar an manche Namen von deinen Kollegen erinnern. Auch wenn du immer die Vornamen der Krankenschwestern verwechselt. Sabine ist nicht Claudia, sondern Christine. Und Christine heißt Kathrin und nicht Sabine. Aber wer ist dann Claudia? Du hast ja noch Zeit.

Wenn du bis jetzt noch nicht das Handtuch geworfen hast, obwohl du manchmal kurz davor warst, dann wirst du es vielleicht auch nicht in den nächsten Monaten tun. Und alles hat ein Ende. Auch der Schichtdienst.

Lernziele

Placement ist alles. Wenn du es noch nicht gemerkt hast, dann erfährst du es in diesem Kapitel. Außerdem ein paar nützliche Vorurteile über Patienten, Psychiater und Plastiker. »Psychologisch« schreibt sich auch mit P, deshalb hierzu noch wichtige Informationen. Außerdem solltest du in der Notaufnahme genau wissen, was eine Patientenverfügung ist. Und über Pausen solltest du auch Bescheid wissen.

Parissyndrom

Ein Japaner kommt in die Notaufnahme. Er ist verwirrt, halluziniert und klagt über Schwindel. Niemand hat eine Erklärung. Dann erfährst du, dass er vor kurzem mit seiner Frau in Paris war. Und jetzt ist der Fall für dich klar: Parissyndrom! Es befällt vor allem Japaner. Sie fahren mit einer großen Erwartungshaltung in die Stadt der Liebe und des Eiffel-Turms. Doch der Kulturschock ist groß und alles ist anders als gedacht. Bei manchen Japanern führt das anscheinend zu Verwirrung, Wahnzuständen, Schwindel und Halluzinationen. Die beste Therapie: ein Ticket nach Hause.

Allgemein gibt es einen Begriff für solche Beschwerden, die im Rahmen einer kulturellen Reizüberflutung auftreten können: Das Stendhal-Syndrom, benannt nach dem französischen Schriftsteller. Besonders untersucht wurde das Auftreten von Fällen in der Stadt Florenz. Die ganzen Kirchen und Museen – wem wird da nicht schwindelig, wer gerät da nicht in Panik?

Patienten

Es lässt sich nicht vermeiden, dass du es hin und wieder mit Patienten zu tun bekommst. Im Folgenden das notwendige »Schubladenwissen«. Damit du weißt, wie du es *nicht* machen solltest.

Ganz allgemein lassen sich die folgenden Patientengruppen bilden (▶ Tabelle).

◘ Tab. P1 Einteilung der Patienten

	Krank	Nicht krank	Gomer	Privat
Aussehen	Sieht krank aus	Sieht nicht krank aus	Sieht sehr krank aus	Sieht auch nicht anders aus
Behandlung durch	Arzt	Student	Anderen Arzt	Arzt (Abrechnung durch Chefarzt)

Gomer sind den anderen nicht nur zahlenmäßig, sondern auch durch die Anzahl ihrer Tabletten und Erkrankungen überlegen. Die Behandlung erfolgt immer durch den anderen Arzt. Wer der andere Arzt ist, ist egal, Hauptsache, du bist es nicht.

Die Gruppe »Nicht krank« lässt sich nach eigenen Aussagen wie folgt unterteilen:

- »Ich habe keinen Hausarzt.«
- »Was ist ein Hausarzt?«
- »Mein Hausarzt hat keine Zeit.«
- »Ich habe keine Zeit für meinen Hausarzt.«
- »Mir ist langweilig.«

❶ Cave

Manchmal tarnen sich Kranke auch als Nichtkranke. Bei denen musst du besonders vorsichtig sein. Sie können schwerkrank sein.

Vielleicht solltest du dir doch alle Patienten anschauen.

Was auch immer der Grund dafür ist, dass sie sie Notaufnahme aufsuchen – du musst sie alle untersuchen. Auch die Privatpatienten. Um dich zu entlasten, übernimmt der Chefarzt aber freundlicherweise die Abrechnung für dich. Die Behandlung bleibt die gleiche. Der Chef steht nicht nachts auf, um höchstpersönlich die Blutentnahme durchzuführen. Privatpatienten haben keine

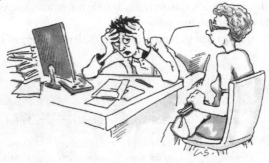

ERST SAGEN SIE, SIE SIND PATIENT.
JETZT SIND SIE AUCH NOCH KRANK.
WAS DENN NOCH ALLES?

◘ Abb. P1

kürzeren Wartezeiten, sie müssen nur mehr Formulare ausfüllen. Sie bekommen kein besseres Blut zur Transfusion oder schneller eine lebensrettende Operation. Du musst sie nur davor beschützen, dass sie keine unnötigen Operationen oder Untersuchungen bekommen. Wenn die Privatpatienten mal da sind, dann streiten sich die Fachabteilungen, wer sie behandeln darf. Dann heißt es: »Jeder Fisch kommt auf den Grill.« Und das sind besonders fette. Für die Notaufnahme fallen bestimmt auch ein paar Gräten ab. Nur dein Gehalt bleibt immer gleich. Deshalb kannst du dich entspannt zurücklehnen und beim großen Fressen zusehen.

Patientenverfügung

Notarzteinsatz! Meldebild: akute Atemnot. Situation: Die Haustür steht offen. Im Wohnzimmer liegt eine ausgemergelte ältere Frau auf dem Sofa und ringt nach Luft. Vitalzeichen: RR 100/60, HF 130, O_2 80%. Auf dem Tisch liegt eine Krankenhauseinweisung und ein Transportschein, Diagnose: AZ-Verschlechterung. Daneben ein Arztbrief vom letzten Krankenhausaufenthalt. Darin findet sich folgende Diagnose: Bronchialkarzinom, metastasiert. Laut Arztbrief hat die Frau eine Patientenverfügung. Die ist aber nicht auffindbar.

Was machst du?

Du meldest ein Intensivbett an. Die Patientin ist mit Sauerstoffmaske und Morphin respiratorisch nicht wirklich gebessert. Immer wieder versucht sie, etwas zu sagen, rudert mit den Armen. Als ihr gerade das Haus verlassen wollt, seht ihr auf der Treppe eine verstörte junge Erwachsene im Schlafanzug sitzen. Sie sieht dich mit großen Augen an. Du kannst sie nicht verstehen. Es scheint sich um die behinderte Tochter der Patientin zu handeln. Ihr durchsucht noch mal das Haus. Ihr findet keine anderen Angehörigen. Die Nachbarn sind nicht zu Hause.

Was machst du jetzt?

Zwei Sanitäter bleiben bei der Patientin. Die Mutter wird aus dem Haus getragen. Die Tochter versteht nicht, was passiert. Ihre Mutter kann es ihr nicht mehr erklären. Das Kriseninterventionsteam wird eingeschaltet. Sie kümmern sich um die weitere Versorgung der Tochter. Hat die Mutter sich bisher nicht um die weitere Betreuung ihres Kindes kümmern können, obwohl sie wusste, dass sie bald an einer unheilbaren Krankheit sterben wird? Wollte sie es nicht wahrhaben? Du weißt es nicht.

Als Notarzt musst du erst einmal alle Register ziehen. Die Patientenverfügung bezieht sich normalerweise nicht auf Notfallsituationen. Bei einem terminalen Tumorleiden ist eine Reanimation natürlich nicht sinnvoll. Für alles Weitere: Du kennst die Krankengeschichte nicht, du kennst die Patientin nicht. Du kannst später erneut entscheiden, was dem Patientenwillen am ehesten entspricht.

...

Szenenwechsel: Stell dir vor, zu Hause klingelt das Telefon. Ein Arzt ist am Telefon: »Hören Sie, Ihre Mutter liegt gerade im Sterben. Wollen Sie, dass wir eine Intensivtherapie durchführen, dass wir alles machen? Entscheiden Sie bitte schnell.« Was sagst du?

Du entscheidest dich also für »alles«. Was auch immer das bedeuten soll. Im Krankenhaus heißt es dann: Die Angehörigen wollen, dass »alles« gemacht wird. Was ist denn damit überhaupt gemeint? Eine Intensivtherapie mit Intubation und ZVK? Oder kann es auch bedeuten, dass der Patient alles bekommt, damit er nicht leiden muss?

Was hättest du auch sagen sollen? »Bitte machen Sie wenig. Also nicht gar nichts, aber ein bisschen.« Alles klar. Willst du dann ein bisschen Beatmung? Ein bisschen zentraler Venenkatheter und nur die halbe Antibiotikadosis? Keine ganze Blutwäsche, nur ein Viertel?

Primär zählt der Wille des Patienten. Und wenn er den nicht äußern kann oder dieser nicht bekannt ist, zählt der *mutmaßliche* Wille des Patienten. Den kennen vielleicht die Angehörigen oder der Hausarzt. Und dann gibt es die Patientenverfügung. Schon mal gehört? Genauso wie der mündliche Patientenwille ist sie rechtlich bindend für den Arzt! Seit 2009 gibt es dazu das Patientenverfügungsgesetz. Und da steht drin, dass Patientenverfügungen umgesetzt werden müssen. Sie sind vom Stadium der Erkrankung unabhängig, müssen aber auf die aktuelle Situation zutreffen. Wenn es nicht ganz eindeutig ist, müssen sich Arzt und Patientenvertreter vor der Umsetzung über den Patientenwillen einig sein.

Du musst die Angehörigen zwar einbinden, aber du kannst nicht von ihnen erwarten, dass sie im Notfall die medizinischen Entscheidungen für dich treffen. Deine Maßnahmen müssen sich am Willen des Patienten orientieren. Das kannst du im Notfall oft nicht so schnell herausfinden und konzentrierst dich erst einmal auf die medizinischen Maßnahmen. Die weiteren Entscheidungen solltest du nicht allein treffen. Aber auch wenn du nicht »alles« machst, kannst du deinem Patienten trotzdem helfen. Du handelst in seinem Sinne und unternimmst alles, damit er nicht leiden muss. Nicht alles zu machen kann viel mehr sein.

Pause

Es gibt verschiedene Arten von Pausen in der Notaufnahme. Die Frühstückspause, die Mittagspause und die Kaffeepause solltest du im Rahmen deiner Psychohygiene unbedingt einhalten. In der nächtlichen Pause solltest du versuchen, horizontal unter einer Decke zu liegen und dabei regelmäßig ein- und auszuatmen. Die Bereitschaftspause wird schlecht bezahlt. Es gibt Rauchpausen, die sind wichtig für die Durchblutung und gut kombinierbar mit den Lästerpausen. Du kannst auch mal Denkpausen einlegen, gerade im chirurgischen Bereich. Es gibt (sehr lange) Warten-auf-den-radiologischen-Befund-Pausen oder einfach Pausepausen, Pausen um der Pause willen.

In der Notaufnahme hast du es häufig mit Beatmungspausen zu tun. Herzpausen heißen Asystolie und können zu längeren Lebenspausen führen. Logorrhoischen Patienten müssen manchmal Redepausen verordnet werden. Die Jause ist auch eine Form der Pause. Unterschätzt – die Jahrhundertpause, eine besonders gelungene Form der Pause. Außerdem Blaupausen, Sauspausen (ganz schnelle Pause) und Rauspausen (raus aus der Pause in den Feierabend). Der Chef legt gerne Powerpausen ein (beim Italiener). Manche powern sich in den Pausen so sehr aus, dass sie danach dringend pausieren müssen (Zustand-nach-Pause-Pause).

Du siehst, es gibt viele Pausen. Du musst sie nur machen.

Pflegekräfte

Ärzte und Pflegekräfte in der Notaufnahme – sie sind in inniger Vertrautheit umschlungen. Fast. Ohne die einen geht nichts, ohne die anderen aber auch nicht. Es hat keinen Sinn, den großen Macker heraushängen zu lassen. Lieber am 1. Tag Brezeln mitbringen und ab und zu mal ein paar Weißwürste (das wird in den bayerischen Notaufnahmen so gehandhabt). Das Arbeiten macht mehr Spaß, wenn man sich versteht. Und manche Anordnungen lassen sich sonst gar nicht umsetzen.

Erfahrene Pflegekräfte können dir bei der Einschätzung des Patienten helfen. Sie haben oft ein gutes Bauchgefühl. Außerdem kennen sie die Strukturen im Haus sehr gut. Ihr seid ein Team, aber Vorsicht: Die medizinische Verantwortung für den Patienten trägst du. Wenn du den Infarkt übersiehst, weil du vor lauter Nettigkeit auf das EKG verzichtest, helfen dir auch keine Weißwürste.

Pflegedienstleitung (PDL)

Die Pflegedienstleitung ist »Die Macht«.

Und wenn »Die Macht« sagt, Blutabnehmen zum Beispiel sei eine ärztliche Aufgabe, dann ist das so. Wenn zu viele Pflegekräfte krank sind, dann werden weniger Betten belegt. Wenn aber zu viele Ärzte krank sind, arbeitet halt ein Arzt für drei. Und natürlich nimmst du das Blut ab.

Was ist das Ärzteproblem? Keine PDL. Wer vertritt dich? Ein Oberarzt, der es allen recht machen will? Ein Chefarzt, der mehr auf Fallpauschalen zählt als auf dich?

Du bist ein Arzt, und deshalb fühlst du dich für alles verantwortlich. Du bist nicht organisiert, du hast keinen Einfluss, und du wirst auch gern regiert. Aber leider ist es nicht Luxus, was Ärzte zusammenhält, sondern das Gefühl, gebraucht zu werden. Und deshalb lässt du alles mit dir machen. Eine ÄDL, eine Ärztedienstleitung, die gibt es nicht, und wenn es sie gäbe, dann hätte sie wahrscheinlich eine verdammt lange Leitung.

Placement

91 Jahre, unklare Bauchschmerzen, das klingt verdächtig. Ein Blick durch die Tür: Der Patient lebt. Bett suchen: Placement comes first (▶ *House of God*). Blutentnahme, dann auf die Röntgenreise. Vielleicht gibt es in 2 Stunden ein Bett? Es ist alles möglich. Die Station ist egal.

Atemnot bei COPD? Pulmo-Bett buchen. Antibiose, Röntgen-Thorax. In dieser Reihenfolge. Gibt es schon ein Bett? Ab auf die Station, bevor es wieder vergeben ist. Du musst schnell sein.

Harnwegsinfekt mit Exsikkose? Allgemein-internistisch. Bett buchen. Harnstau? Urologisches Bett buchen. Es ist vielleicht das letzte im Haus. Gomer sind immer irgendwie bewusstseinsverändert und könnten prinzipiell auch einen Schlaganfall gehabt haben – neurologisches Bett suchen. *Placement comes first.*

Chronisches Schmerzsyndrom bei Zustand nach Wirbelkörperfraktur. Ortho-Bett. Über Röntgen auf Station. Schon zehn Mal geröngt? Egal. Du musst Platz schaffen. Die Untersuchungsräume sind voll. Es gibt kein Bett? Andere chirurgische Fachabteilung finden.

Bauchschmerzen? Gibt es chirurgische Betten, sind es chirurgische Bauchschmerzen. Geht auf der Inneren noch was, dann sind es halt internistische Schmerzen.

Nach 2 Stunden ist der erste Patient wieder da, es gibt noch kein Bett. Aber der Patient will nach Hause. Ein Problem weniger. Trotzdem Entlassung gegen ärztlichen Rat, man weiß ja nie. Oder hat sich doch noch ein Bett gefunden? Dann bekommt der internistische Patient das chirurgische Bett. Der diensthabende Arzt macht seine Visite ohnehin schon auf drei verschiedenen Stationen, auf denen irgendwo und irgendwie seine Patienten verteilt sind. Da kommt es auf eine mehr auch nicht mehr an. Der Fall ist abgeschlossen. Alle sind glücklich. Der Nächste bitte.

Ablauf Placement

1. Patienten sichten: Intensiv? Wache? Chirurgisch? Internistisch? Andere Fachabteilung?
2. **Bett suchen.**
3. Labor, Untersuchungen.
4. Patienten ausführlich untersuchen.
5. Evaluation der Befunde.
6. Verlegen.

Plastische Chirurgen

Entgegen den allgemeinen Erwartungen saugen Schönheitschirurgen in der Notaufnahme nicht notfallmäßig Fett ab oder spritzen Botox in Gesichtsentgleisungen; sie kümmern sich auch um Brandwunden, Amputationen, Hände, Gesichter, und alles was man sonst noch rekonstruieren kann.

Wenn es in deiner Notaufnahme einen Plastiker gibt, dann bedeutet jede Art von Brandblase, Verbrennung oder Entstellung, irgendetwas, in dem das Wort Feuer, Hand oder Gesicht vorkommt, einen ▶ Turf für die Plastiker. Abgeschnittene Finger, Nerven- und Sehnenverletzungen und, besonders praktisch, Wundheilungsstörungen. Der stinkende Fuß mit den sich windenden Maden in der Wunde, das chronische Ulkus oder die OP-Narbe, die immer wieder aufeitert – Plastiker! Wenn kein Plastiker verfügbar ist, kommt der Chirurg. Und wenn du selbst der Chirurg bist…

Das Klischee: Männliche Schönheitschirurgen sind durchtrainiert und braungebrannt. Die Frauen sind gut geschminkt und haben Absätze an den OP-Schuhen. Meistens sind sie gut gelaunt, weil sie gerade vom Skifahren kommen und ein Face geliftet haben, ihr eigenes. Oder sie sitzen in Hand-OPs und denken an etwas Schönes. Manchmal streichen sie kurz Brandsalbe auf Brandwunden oder überlegen, wie sie kleine Busen größer machen. Danach gehen sie wieder entspannt in den OP.

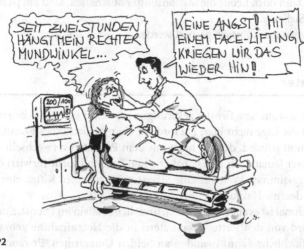

□ Abb. P2

Aber dann kam die Unternehmensberatung und hat fest gestellt: Ihr seid viel zu entspannt. Wir kürzen euch ein paar Stellen: Nicht mehr zwei plastische Chirurgen für einen Patienten, sondern ein Plastiker für alle. Das entspricht dem allgemeinen Trend der ärztlichen Versorgung in den Krankenhäusern. Ein Arzt ist jetzt vielleicht auch noch für die Intensivstation zuständig und den OP und überhaupt alles und geht lieber nicht mehr an den Funk, weil er sowieso keine Zeit mehr hat, in die Notaufnahme zu kommen. Endlich sind alle wieder gleich gestresst. Gerechtigkeit muss sein.

Poolbeteiligung

Das Geld von den Privatpatienten wird in einem Pool aufgeteilt. In diesem schwimmen vor allem die Chefärzte oder die Klinik selbst. Wenn du Facharzt bist oder irgendwo arbeitest, wo sonst niemand sein möchte (»Arbeiten, wo andere Urlaub machen«), darfst du dir manchmal auch einen Punkt angeln. Die Unternehmensberatung stellt womöglich fest, dass das eigentlich genauso überflüssig ist wie Weihnachts- und Urlaubsgeld. Der drohenden Abschaffung folgt ein Sturm der Entrüstung.

Endlich ziehen mal alle Ärzte an einem Strang. Wer die meisten Punkte hat, zieht am stärksten. Dein Chef soll viel weniger verdienen? Die Oberärzte sollen weniger verdienen? Du sollst vielleicht auch ein bisschen weniger verdienen? Dann doch lieber die Stationsbutter abschaffen. Und ein paar Assistenzarzt-Stellen.

Irgendwo muss einfach gespart werden.

Psychiater

Wenn jemand aus dem Fenster gesprungen ist, weil er sich das Leben nehmen wollte, ist die Lage recht klar: Du forderst ein psychiatrisches Konsil an und dann kommt jemand, den du nicht mit dem Patienten verwechseln solltest: Wenn dieser Jemand ein ER ist, hat er einen Bart und sucht verwirrt das Untersuchungszimmer. Wenn er eine SIE ist, trägt sie einen Kittel, einen Rock und eine dezente Halskette.

Manchmal ist es aber auch Nacht, und du bist allein im Dienst. Ein junger Mann wird von den Rettungssanitätern in die Notaufnahme gebracht. Er hat oberflächliche Schnittwunden an beiden Unterarmen. Er raucht einen

Joint, trinkt ein paar Bier. Sie ist schwanger. Dann gibt es einen Streit. Er ist total genervt, schließt sich im Bad ein und ritzt sich die Handgelenke auf. »Mal ein bisschen Druck ablassen.« Sie ruft die Polizei: »Mein Freund will sich umbringen!« Die Polizei kommt, ist total genervt, ruft den Rettungsdienst und fährt wieder. Der Rettungsdienst bringt den Patienten zur Versorgung der Schnittwunden ins Krankenhaus. Seine Freundin ruft dich in der Notaufnahme an: »Bitte behalten Sie ihn. Er wollte sich umbringen.« Er entgegnet: »Ey, Mann, das macht die immer. Ich will mich doch nicht töten.« Und wenn du einen Psychiater brauchst, ist es Nacht, und es gibt keinen. Was machst du?

Du bist dir also nicht sicher, wer die Wahrheit sagt, und rufst die Polizei. Die Polizei kommt nach einer Stunde, ist noch genervter und sagt: »Wir waren doch schon da.« Die Freundin ruft wieder an und erzählt jetzt der Polizei: »Mein Freund will sich gar nicht umbringen. Das habe ich dem Arzt auch so gesagt.« Die Polizei sagt: »Auf Wiedersehen.« Immerhin ist die Nacht jetzt vorbei, und du bist auch nicht schlauer. Vielleicht war den beiden einfach langweilig.

Gäbe es in der Notaufnahme einen Psychiater, hätte er viel zu tun. Wahrscheinlich kann er auch ein EKG beurteilen und Platzwunden nähen. Dann ist er eigentlich der perfekte Notfallmediziner.

Psycho!

Der junge Mann sitzt auf der Liege und hält seinen blutigen Zeh in der Hand. Eine Stimme hat ihm befohlen, ihn abzuschneiden. Jetzt möchte er ihn essen. Plötzlich springt er auf, um dich anzugreifen, weil er sich von dir bedroht fühlt. Du springst geschickt zur Seite. Seine Faust trifft ins Leere. Du gehst ein paar Schritte zurück und wartest ab.

Der Patient beruhigt sich wieder, dann entschuldigt er sich bei dir. Du gibst ihm eine Tüte, er wirft den Zeh hinein. Den kleinen Zeh wird ohnehin niemand annähen, die Tüte wandert in den Müll. Der Patient betrachtet interessiert die übrigen chirurgischen Gegenstände im Raum, vor allem die Zange und das Skalpell. Du räumst lieber alles weg. Du vermutest eine akute Psychose und rufst du den diensthabenden Psychiater an.

Danach siehst du deinen nächsten Patienten: eine Hyperventilation. Du diagnostizierst eine Panikstörung und gehst ins nächste Zimmer. Zunächst einmal drückt dir der Patient dort einen dicken Ordner in die Hand und sagt:

»Niemand konnte mir bisher helfen.« Du verlässt umgehend den Raum und suchst verzweifelt nach einer Platzwunde. Aber da ist nur eine Herzneurose. Ihr kennt euch schon von letzter und vorletzter Woche. Auf der Überwachungsstation liegen noch zwei Alkoholintoxikationen, und dein Kollege behandelt gerade ein Polytrauma. Die Patientin wollte sich umbringen und ist aus dem Fenster gesprungen.

Auch wenn du nicht in einer psychiatrischen Aufnahme arbeitest, hast du es mit vielen Erkrankungen aus diesem Bereich zu tun. Deshalb ist es sinnvoll, dass du dich ein bisschen damit auskennst und nicht jeden Patienten, bei dem du körperlich nichts findest, als »Psycho« abstempelst. Selbst wenn es in deinem Haus keine psychiatrische Abteilung gibt, einen Konsilarzt habt ihr bestimmt. Und wenn nicht, solltest du zumindest wissen, an wen du die atienten weitervermitteln kannst. Diese Liste sollte am besten gleich neben der für den Herzkatheter-Hintergrund hängen. Neben der psychiatrischen Klinik gibt es auch ambulante Beratungsstellen, psychologische Praxen oder den guten alten Hausarzt.

☞ Panik und Angst

Hast du Angst, etwas falsch zu machen? Das gehört zum Beruf. Schließlich geht es um Menschen, um Menschenleben. Wenn du dich allzu sicher fühlst, machst du vielleicht eher Fehler. Aber wenn du dir nichts zutraust, kann das auch deine Arbeit behindern. Im Krankenhaus bist du nicht allein: Du kannst nachlesen, deine Kollegen oder die Pflege fragen, den Oberarzt anrufen. Du kannst dieses Buch lesen oder ein anderes und noch eines in deine Kitteltasche stecken.

Oder hast du einfach nur Angst, du könntest beim Anblick größerer Wunden in Panik geraten und umfallen? Man gewöhnt sich an alles. Mittlerweile magst du den Geruch von Blut, er hat so etwas vertrautes, fast wie Kaffee. Erfolgreiche Konfrontationstherapie durch Flooding, manche bezeichnen es auch als Abstumpfen. Das passiert in der Notaufnahme.

Aber die Patienten haben mehr Angst als du. Der Patient mit der Herzneurose zum Beispiel: Bei Aufnahme wird er mit seinem Bett an vereiterten Wunden vorbeigefahren, während sich eine Gallenkolik in den Gang erbricht; ein alter Mann ruft nach seiner Mutter. Während dein Patient mit der Herzneurose auf das Ergebnis seiner Laborwerte wartet, werden zwei »richtige« Herzinfarkte eingeliefert. Einer geht direkt in den Herzkatheter und wird dann zur Bypass-Operation verlegt. Der andere verstirbt nach längerer frustraner Wiederbelebung. Ist das therapeutisch?

Aber egal ob dein Patient Atemnot hat oder »nur« eine Angststörung. Du bist der Arzt. Für dich ist es vielleicht Routine. Du hast Medizin studiert und bist schon abgestumpft durch die Notaufnahme. Aber dein Patient hat Angst vor einer schlimmen Erkrankung, vielleicht sogar Todesangst. Da ist es egal, ob eine »körperliche Erkrankung« vorliegt oder nicht. Du kannst wenigstens versuchen, deinem Patienten Wertschätzung entgegenzubringen. Wenn nichts Schlimmes bei der Untersuchung herauskommt, ist das eine gute Nachricht. Keine Lebensgefahr – welche Erleichterung!

Die Notaufnahme ist nicht der beste Ort, um eine Angststörungen zu kurieren. Aber auch nicht der Schlechteste. Für den Facharzt für Allgemeinmedizin ist zum Beispiel die Zusatzbezeichnung »Psychosomatische Grundversorgung« erforderlich. Da geht es um verbale Interventionstechniken, die helfen dem Patienten. In der Balint-Gruppe kannst du schwierige Fälle besprechen. Das hilft dir.

Fürs Grobe reicht es, wenn du das Somatische abklären kannst und wertschätzend bist. Du kannst zum Beispiel ein EKG schreiben, den Patienten untersuchen und ihn dann beruhigen. Vielleicht kannst du ihn sogar verstehen?

ICD-10: Panikstörung

»Das wesentliche Kennzeichen sind wiederkehrende schwere Angstattacken (Panik), die sich nicht auf eine spezifische Situation oder besondere Umstände beschränken und deshalb auch nicht vorhersehbar sind. Wie bei anderen Angsterkrankungen zählen zu den wesentlichen Symptomen plötzlich auftretendes Herzklopfen, Brustschmerz, Erstickungsgefühle, Schwindel und Entfremdungsgefühle (Depersonalisation oder Derealisation). Oft entsteht sekundär auch die Furcht zu sterben, vor Kontrollverlust oder die Angst, wahnsinnig zu werden. Die Panikstörung soll nicht als Hauptdiagnose verwendet werden, wenn der Betroffene bei Beginn der Panikattacken an einer depressiven Störung leidet. Unter diesen Umständen sind die Panikattacken wahrscheinlich sekundäre Folge der Depression.« [Deutsches Institut für Medizinische Dokumentation und Information, ICD-10-GM, 2013]

┌─ **IICD-10: Generalisierte Angststörung** ──────────────────

»Die Angst ist generalisiert und anhaltend. Sie ist nicht auf bestimmte Umgebungsbedingungen beschränkt oder auch nur besonders betont in solchen Situationen, sie ist vielmehr »frei flottierend«. Die wesentlichen Symptome sind variabel, Beschwerden wie ständige Nervosität, Zittern, Muskelspannung, Schwitzen, Benommenheit, Herzklopfen, Schwindel-gefühle oder Oberbauchbeschwerden gehören zu diesem Bild. Häufig wird die Befürchtung geäußert, der Patient selbst oder ein Angehöriger könnten demnächst erkranken oder einen Unfall haben.« [Deutsches Institut für Medizinische Dokumentation und Information, ICD-10-GM, 2013]

Q

M. C. Poetzsch, *Notaufnahme*,
DOI 10.1007/978-3-662-54096-1_19, © Springer-Verlag GmbH Deutschland 2017

Dritter Monat

Du hast den ersten Monat geschafft. Du hast den zweiten Monat überstanden. Und jetzt auch den dritten. Was kann dir noch passieren?

Du versuchst dich an deine Patienten zu erinnern. Immerhin hast du schon einiges gesehen: Asthmaanfälle, Herzinfarkte, Schlaganfälle. Viele menschliche Schicksale, von denen du die meisten nicht weiterverfolgt hast. Vielleicht ist dir der eine oder andere Fall im Gedächtnis geblieben: Die uralte Frau, die beschlossen hatte, an einer Lungenentzündung zu sterben. Ihr habt es ihr nicht leicht gemacht. Die Frau mit Brustkrebs, der junge Mann mit der Sepsis, der randalierende Borderliner. Sie alle sind von dir behandelt worden.

Was ist aus ihnen geworden? Gerade als du in medizinisch-philosophische Abgründe zu fallen drohst, wird dein nächster Patient hereingebracht. Er hat Atemnot. Die Schwester sagt »COPD«. Du sagst »Inhalation«. Sie schließt den Sauerstoff an, und auch du brauchst dringend frische Luft. In der Küche riecht es gut. Man kann sich an alles gewöhnen. Sogar an schlechten Kaffee. Und das in weniger als hundert Tagen. Deine Lernkurve ist enorm.

Lernziele

Du erfährst in diesem Kapitel, dass es auch in der Notfallmedizin nur wenige Wörter mit Q gibt: Quacksalber zum Beispiel. Oder Quarantäne. Weißt du noch, was das Q-Fieber ist? Dann wäre da noch die Querschnittlähmung…

Quarantäne

Wenn ein Patient mit Pest oder hämorrhagischen Fieber in die Notaufnahme kommt, musst du ihn in Quarantäne stecken. Das steht im Infektionsschutzgesetz. Weil das nicht so oft vorkommt, kannst du im weiteren Sinn die Isolation als eine Form der Quarantäne betrachten. Eine Isolierung des Patienten empfiehlt sich bei allen multiresistenten Keimen (▶ MRSA-Patients). Es ist sinnvoll, vor jeder Verlegung aus einem anderen Krankenhaus oder einer Pflegeeinrichtung genau nachzufragen, ob irgendwelche multiresistenten Keime vorhanden sind. Und damit sind wirklich alle Keime gemeint. Sonst heißt es nur: »Das haben wir nicht gewusst. Aber jetzt sind wir schon mal da…« Dann macht es auch noch Sinn, nach Durchfall, Ausschlägen und Hämoptysen (Tbc!) zu fragen. Wenn dein Patient immunsupprimiert ist, braucht er eine Umkehrisolierung, damit er sich nicht an den Keimen der anderen ansteckt.

Tipp

Wenn die Leitstelle ein Iso-Bett anfordert, informiere dich ausreichend, ob ihr wirklich was frei habt. Sonst gibt es nur Stress. Vorsicht ist im Allgemeinen geboten bei Erregern, die sich über Tröpfcheninfektion bzw. aerogen ausbreiten, wie etwa Influenza, Tuberkulose, Varizellen, Masern, Mumps, Röteln, Aspergillose, Mykoplasmen-Pneumonie, Pertussis und Meningokokken. Außerdem bei fäkal-oraler oder manueller Kontaktübertragung, zum Beispiel von MRSA, ESBL, VRE, Klebsiella spp., Clostridium difficile, Noro- und Rotaviren, Typhus, Shigellose und HAV.

Und wenn du mal dringend 2 Wochen frei brauchst, einfach einen Nasen- und Rachenabstrich bei dir durchführen lassen. Lass dich vom Ergebnis positiv überraschen!

☞ Querschnittlähmung

Wenn sich bei dir ein Patient mit Symptomen einer Querschnittläsion vorstellt, darfst du wirklich mal den Neurologen anrufen, ohne dass es sich um einen ▶ Turf handelt. Trotzdem kannst du dann deinen Patienten untersuchen und das Wichtigste veranlassen. Dazu musst du erst einmal im Rahmen einer ausführlichen Anamnese klären, ob die Symptome akut aufgetreten sind oder chronisch-progredient. Wenn es sich um ein Polytrauma handelt, wird der Patient sowieso von den Fachdisziplinen betreut und von oben bis unten durch das CT geschoben.

Bei dir kann sich ein Patient mit motorischen, sensiblen oder autonomen Funktionsstörungen vorstellen. Das geht von schlaffen oder spastischen Paresen über Hypästhesien, Blasen-, Darm- und Sexualfunktionsstörung bis zu Herz-Kreislauf-Dysregulationen. Die Ursachen können traumatisch und nichttraumatisch sein. Das heißt, wenn du deinen Patienten untersucht hast, kannst du zum Beispiel ein Röntgenbild oder ein CT der Wirbelsäule veranlassen. Wenn du da etwas siehst, wirst du den Neurochirurgen anrufen. Vermutest du bei der Untersuchung eine zentrale Schädigung, dann brauchst du ein Schädel-CT oder MRT. Nichttraumatische Ursachen können vaskulär, entzündlich, metabolisch und neoplastisch bedingt sein. In diesem Fall rufst du den Neurologen an. Und dann seht ihr weiter.

R

M. C. Poetzsch, *Notaufnahme*,
DOI 10.1007/978-3-662-54096-1_20, © Springer-Verlag GmbH Deutschland 2017

Vierter Monat

Die Schonfrist scheint vorbei zu sein. Du hast die ersten 3 Monate hinter dich gebracht. Du arbeitest an Wochenenden, absolvierst alleine Spätdienste, und du bist bei den Nachtdiensten dabei. Wenn du jetzt noch die Tür zum Untersuchungszimmer mit der Toilette verwechselst, ist es eher peinlich. Nachdem du schon viele Notfälle irgendwie gemeistert hast, wirst du nicht mehr als blutiger Anfänger angesehen. Einmal hat dich sogar eine junge Kollegin um Hilfe gebeten. Es handelte sich allerdings um ein Problem mit dem Computer. Was dich besorgt: Bislang hast du noch keine Reanimation durchgeführt. Was machst du, wenn es plötzlich so weit ist? Kannst du dich dann noch an die Algorithmen aus dem Notarztkurs erinnern? Es ist schon so lange her. Plötzlich stürmt ein Kollege ins Zimmer: »Schnell! Komm! Wir brauchen deine Hilfe! Notfall!« Du springst auf. Dein Herz klopft wie wild. Ist es jetzt so weit? Doch er lacht: »Wir haben ein Problem mit der Kaffeemaschine.« Erleichtert lässt du dich wieder auf den Stuhl fallen und siehst dir die Patientenliste an. Der übliche Wahnsinn. Du folgst deinem Kollegen in die Küche. Er scheint sich prächtig zu amüsieren.

Lernziele

Neben Reanimationen ist das Rauchen ein wichtiger Aspekt der Notaufnahme. Du musst aber nicht rauchen. Es reicht, wenn du dich mit in die Kälte stellst. Außerdem lernst du endlich den Unterschied zwischen Rettungsassistent und Rettungssanitäter sowie zwischen Reanimation und Rehabilitation. Last but not least: Rückenschmerzen – wo es schmerzt und wann es nervt.

Rauchen

Herr F. hat eine COPD und ist starker Raucher. Er wohnt in einem Haus am Rande der Stadt, das schon von außen nach COPD aussieht. Der Ruß scheint dort an den Wänden zu kleben. So muss es auch in seiner Lunge aussehen. Alle ein bis zwei Wochen verschlechtert sich sein Zustand, dann ruft er den Notarzt und legt eine kurze Rauchpause ein. Schnaufend steht er am Zaun, die Sanitäter begrüßen ihn, man kennt sich.

Du siehst ihn heute das erste Mal. Als du das Zimmer betrittst und einen Blick auf seine Blutgase wirfst, denkst du, er müsse auf der Stelle tot umfallen. Du bleibst neben ihm stehen. Er fällt nicht um. Er schnauft und ist ziemlich blau, aber entgegen den Gesetzen der Natur lebt er. »Geht schon viel besser«, keucht er als Antwort auf deine Frage nach Atemnot. Intensivstation? Die Schwester lacht dich aus. Er geht auf seine Heimatstation, die Pulmo. Großes Hallo, Kortison und Sauerstoff. Zu Hause raucht er weiter, bis zum nächsten Mal.

Ein anderes Mal siehst du ihn bei einer Übergabe auf der Intensivstation. Er hat eine Beatmungsmaske über dem Gesicht und eine fatale Sauerstoffsättigung. Er schreit etwas, aber mit der Maske kannst du ihn nicht verstehen. Du willst ihm helfen. Wahrscheinlich hat er schlimme Atemnot. Du nimmst kurz die Maske herunter. Er fragt keuchend, wann er endlich einen Kaffee und etwas zu frühstücken haben kann, er habe verdammt noch mal Hunger. Du setzt ihm die Maske wieder auf.

Die Notaufnahme raucht.

Wenn du mit Angehörigen über die Mutter mit der COPD reden willst, sind sie gerade beim Rauchen. Wenn du die Mutter suchst – sie ist auch beim Rauchen. Starke Rückenschmerzen, mit dem Rollstuhl in die Notaufnahme – beim Rauchen. C2-Intoxikation, eben noch somnolent, jetzt beim Rauchen. Warum nicht?

Wer es bis nach draußen schafft, kann auch nach Hause gehen. Wer das nicht schafft, schließt sich kurz im Klo ein. Die gehfähigen Raucher treffen sich mit dem Personal der Notaufnahme und den Sanitätern unter dem Schild mit dem großen Kreis. Darin sieht man eine Zigarette, sie ist durchgestrichen. Darunter steht etwas. Aber die Schrift ist unter Rauchschwaden verborgen. Das gehört dazu. Vor dem Eingang zur Notaufnahme steht morgens immer ein Raucher. Er hebt die Hand zum Gruß. Im Eingangsbereich warten weitere Raucher, und vor dir geht jemand – rauchend. Würdest du nicht den Geruch vermissen? Wie Kaffee scheint Rauch einfach zur Notaufnahme dazuzugehören.

Die Pflege hat einen eigenen Raucherbereich. Es ist ein abgetrenntes Areal, von Betonwänden umgeben. Es gibt zwei »Abzüge«: nach oben und das Fenster zum Arztzimmer. Ein romantisches Plätzchen, an dem sich auch bei minus 10 Grad viele gern aufhalten. Aber dort werden die wirklich wichtigen Entscheidungen getroffen. Dort wird über Gut und Böse entschieden, und wenn du mitreden möchtest, dann musst du dich zumindest einmal dazugesellen.

Einmal, nachdem ihr den respiratorisch insuffizienten Patienten auf der Intensivstation abgegeben habt, warst du so erleichtert, dass du dich erst mal in die Rauchverbotszone gestellt und eine durchgezogen hast. Neben dir standen noch ein paar Patienten mit Infusionsflaschen, die sie auf Ständern zum Rauchen mitzogen, ein rauchender Arzt und einige rauchende Pfleger und

Schwestern. Eine Welle der Sympathie schwappte dir entgegen. Endlich warst du einer von ihnen.

Reanimation

Du willst dich nur noch von deinem Kollegen verabschieden. Als du in das Untersuchungszimmer gehst, siehst du, wie er und eine Krankenschwester auf den Brustkorb eines Patienten drücken. Dein Kollege wendet sich dir zu: »Er ist gerade pulslos geworden. Kannst du Hilfe holen?« Du rennst raus, erwischt gerade noch einen Pfleger. Der Oberarzt ist schon nach Hause gegangen, sonst ist niemand in der Nähe.

»Wie kann ich dir helfen?«, rufst du deinem Kollegen zu. »Schau mal, ob du einen Zugang legen kannst«, sagt er. Hektisch legst du einen Stauschlauch an. Du findest eine kleine Vene am Handrücken. Als du sie punktieren möchtest, platzt sie. Blut läuft dir über die Finger. Zum Glück hast du vorher Handschuhe angezogen.

Der Pfleger fischt aus dem Notfallrucksack eine intraossäre Nadel heraus und drückt sie dir in die Hand. Dann schneidet er die Hose auf und deutet auf die Tibia. Erinnerst du dich noch, wie das geht? Immerhin hast du es ja einmal im Notarztkurs am Phantom geübt. Du schnappst dir den Bohrer, schraubst die Nadel drauf und rammst sie in den Knochen. Der Pfleger schließt eine Infusion an und tatsächlich, sie läuft. »Adrenalin«, sagt dein Kollege. »Kannst du mich mal ablösen?« Du drückst für ihn weiter, er geht an den Kopf und übernimmt die Maskenbeatmung.

»Also, der Patient hat über Atemnot geklagt. Plötzlich hat er die Augen verdreht und war weg. Ich habe keinen Puls gefühlt, wir haben angefangen zu drücken.« »Gibt es einen Arztbrief?«, willst du wissen. »Nur eine Einweisung. Darauf steht: zunehmende Dyspnoe. Verdacht auf kardiale Dekompensation.« Mittlerweile hat der Pfleger den Defi vorbereitet. Sollte das nicht *vor* dem Zugang kommen? Die Rhythmusanalyse ergibt ein Kammerflimmern. »Wir schocken. Alle weg vom Patienten!« Du fragst dich, ob es eigentlich ein mono- oder ein biphasischer Defi ist, da hat der Pfleger schon mit 200 Joule geschossen. »Sofort weiterdrücken.«

Nach 2 Minuten seht ihr auf dem Monitor immer noch ein Kammerflimmern. Ihr schockt noch einmal. Endlich gibt es eine Eigenfrequenz. Du kannst die Leistenpulse tasten. Der Patient ist weiterhin komatös. »Intubation vorbereiten. Kannst du aus der Leiste eine BGA abnehmen?«, wendet sich dein Kollege dir zu. Du kannst. Du gibst der Schwester das gefüllte Röhrchen.

»Willst du intubieren?« Du nickst, dann hast du auch schon das Laryngoskop in der Hand. Im Rachen siehst du gar nichts außer Blut und Schleim, immerhin keinen größeren Fremdkörper. Auch nach dem Absaugen kannst du nicht viel mehr erkennen. Du versuchst es einmal, aber es klappt nicht. »Siehst du nichts? Dann nimm den Larynxtubus.« Er drückt ihn dir in die Hand, und du schiebst ihn irgendwie in den Rachen. Nachdem ihr ihn geblockt habt, lässt sich der Patient gut beatmen. »Ich habe auf der Intensiv angerufen. Wir haben einen Atemweg, einen Zugang und einen Rhythmus. Wir können los.«

Auf der Intensivstation macht ihr eine kurze Übergabe. Alles läuft ruhig ab. Niemanden stört, dass der Patient nur mit einem Larynxtubus beatmet ist. »Wie lange habt ihr genau gedrückt?«, fragt der Intensivarzt. Er zeigt sich beeindruckt, wie schnell ihr insgesamt wart.

Am nächsten Tag fragst du noch mal nach dem Patienten: Er hatte einen Myokardinfarkt und hat im Herzkatheter einen Stent bekommen. Jetzt wird er zwar noch gekühlt, ist aber in einem stabilen Zustand. »Ist doch alles gut gelaufen«, sagt dein Kollege. Du nimmst dir vor, die aktuellen Leitlinien und Algorithmen für die Reanimation wieder mal durchzulesen (◗ Abb. R1). Außerdem machst du mit den Anästhesisten aus, dass du zwei Vormittage zum Intubieren kommst. Aus personellen Gründen, wie dein Chef sagt, muss das natürlich in deiner Freizeit geschehen.

Dabei fällt dir auf, dass es seit 2015 neue Leitlinien gibt. Zum Glück hat sich nicht allzu viel verändert. Bei den erweiterten Reanimationsmaßnahmen sollen die Pausen während der Herzdruckmassage noch geringer sein – maximal 5 Sekunden für Defibrillation oder Intubation. Die Frequenz der Herzdruckmassage ist 100–120 pro Minute (Rhythmus z. B. des Bee-Gees-Songs »Stayin' Alive«), vollständige Entlastung, Tiefe ca. 5 cm, in der Mitte des Sternums drücken. Es bleibt beim Verhältnis von 30 Thoraxkompressionen zu 2 Atemhüben. Intubation nur durch Geübte. Das heißt: Du sollst deinen Patienten lieber erst mal mit der Maske beatmen oder einen Larynxtubus nehmen, wenn du mit dem Intubieren nicht so sicher bist.

Bestätigung der korrekten Tubuslage am besten durch Kapnografie.

Nach Möglichkeit selbsthaftende Defi-Pads verwenden.

Die Medikamente sind die gleichen. Adrenalin 1 mg alle 3–5 Minuten. Bei Kammerflimmern oder pulsloser ventrikulärer Tachykardie erst nach dem 3. Schock Adrenalin und 300 mg Amiodaron (nach dem 5. Schock nochmals

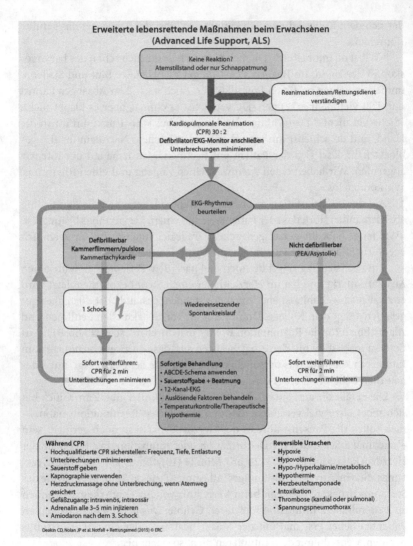

Erweiterte lebensrettende Maßnahmen beim Erwachsenen (Advanced Life Support, ALS)

Keine Reaktion?
Atemstillstand oder nur Schnappatmung

Reanimationsteam/Rettungsdienst verständigen

Kardiopulmonale Reanimation
(CPR) 30 : 2
Defibrillator/EKG-Monitor anschließen
Unterbrechungen minimieren

EKG-Rhythmus beurteilen

Defibrillierbar
Kammerflimmern/pulslose Kammertachykardie

Nicht defibrillierbar
(PEA/Asystolie)

1 Schock

Wiedereinsetzender Spontankreislauf

Sofort weiterführen:
CPR für 2 min
Unterbrechungen minimieren

Sofortige Behandlung
- ABCDE-Schema anwenden
- Sauerstoffgabe + Beatmung
- 12-Kanal-EKG
- Auslösende Faktoren behandeln
- Temperaturkontrolle/Therapeutische Hypothermie

Sofort weiterführen:
CPR für 2 min
Unterbrechungen minimieren

Während CPR
- Hochqualifizierte CPR sicherstellen: Frequenz, Tiefe, Entlastung
- Unterbrechungen minimieren
- Sauerstoff geben
- Kapnographie verwenden
- Herzdruckmassage ohne Unterbrechung, wenn Atemweg gesichert
- Gefäßzugang: intravenös, intraossär
- Adrenalin alle 3–5 min injizieren
- Amiodaron nach dem 3. Schock

Reversible Ursachen
- Hypoxie
- Hypovolämie
- Hypo-/Hyperkaliämie/metabolisch
- Hypothermie
- Herzbeuteltamponade
- Intoxikation
- Thrombose (kardial oder pulmonal)
- Spannungspneumothorax

Deakin CD, Nolan JP et al. Notfall + Rettungsmed (2015) © ERC

■ **Abb. R1** Algorithmus des Advanced Life Support (ALS) bei Kreislaufstillstand (ABCDE: Airway, Breathing, Circulation, Disability, Exposure; PEA, pulslose elektrische Aktivität

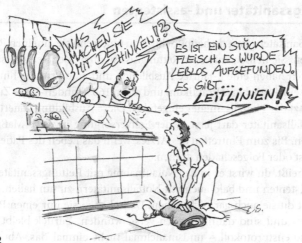

◨ **Abb. R2**

150 mg Amiodaron möglich). Magnesium wird nicht routinemäßig empfohlen, außer bei Torsade-de-pointes-Tachykardie (2 g/10 min). Natriumkarbonat auch nicht, außer bei Hyperkaliämie und Trizyklika-Überdosis (50 ml 8,4%). Bei nichtdefibrillierbarem Rhythmus, also pulsloser elektrischer Aktivität und Asystolie, Adrenalin so schnell wie möglich alle 3–5 Minuten.

Allgemein wichtig ist: Drücken, Drücken, Drücken.

Rehabilitation

Und jetzt die gute Nachricht: Das Ausfüllen von Anträgen auf Rehabilitation bzw. der Antrag für den Antrag fällt nicht in deinen Zuständigkeitsbereich in der Notaufnahme. Das ist eine bürokratische Hürde, mit der sich die Hausärzte herumschlagen dürfen. Du hast damit nichts zu tun.

Für dich ist nur wichtig: »Wir brauchen eine Reha!« bedeutet nicht das Gleiche wie »Wir haben eine Rea!«

Rettungssanitäter und -assistenten

Mit den Sanitätern hast du hauptsächlich zu tun, wenn sie dir einen Patienten übergeben. Sie heißen entweder Rettungsassistenten oder Rettungssanitäter: Assistenten haben eine 2-jährige Ausbildung und eine Prüfung hinter sich, Sanitäter ein 4-wöchiges Praktikum und einen 160-Stunden-Kurs. Zusätzlich wurde jetzt der Notfallsanitäter eingeführt. Diese Ausbildung dauert 3 Jahre. Der Notfallsanitäter darf jetzt in der Erstversorgung invasive Maßnahmen anwenden. Bis zum Eintreffen des Arztes, wenn das Leben des Patienten gefährdet ist oder Folgeschäden drohen.

Das heißt, du wirst es in der Notaufnahme mit Rettungssanitätern, Rettungsassistenten und bald auch mit Notfallsanitätern zu tun haben. Manchmal wirst du sie auch gar nicht sehen. Dann haben sie nur einen Patienten abgegeben und sind dann plötzlich verschwunden. Zurück bleibt nur ein Rettungsdienstprotokoll – und manchmal nicht einmal das. Aber das ist natürlich die Ausnahme. Wie auch immer sie heißen und was sie dürfen oder nicht, du musst die Klischees kennen, damit du ihnen möglichst »voreingenommen« entgegentreten kannst.

Retter trinken nach der Übergabe gern den leckeren Notaufnahmen-Kaffee, der nur aus dem Pappbecher schmeckt. Damit spülen sie die Reste des kalten McRib-Menüs herunter, bevor der nächste Alarm geht. Dann rufen sie »Sch…!«, schütten den Kaffee herunter und rennen zum Wagen. Wenn sie dann auf gewisse Patienten treffen, kann dies zum Magengeschwür führen. Deshalb rauchen sie prophylaktisch nach dem Einsatz vor dem Rettungswagen zwei Zigaretten und unterhalten sich dabei über neue Tragesysteme. Dann kommt schon der nächste Alarm, und es geht wieder weiter. Aber auch wenn du selbst nicht rauchst und von kaltem Kaffee Sodbrennen kriegst – du bekommst, was sie bringen.

Und spätestens wenn du Notarzt fährst, seid ihr ein Team. Wie es in den Wald hineinruft, so schallt es auch zurück. Und wenn du allzu sehr in den Wald hineinbrüllst, dann kann es sein, dass du bald nur noch C2-Intoxikationen und »Wohnungseröffnungen« bekommst. Deshalb macht es Sinn, mal zusammen einen Kaffee zu trinken. Dann macht auch die Arbeit mehr Spaß, und du weißt, was draußen los ist. Dann erfährst du, dass sie vielleicht gerade eine halbe Stunde auf den Notarzt warten mussten, um den akuten Herzinfarkt in das nächste Krankenhaus fahren zu dürfen. Und schließlich stellst du fest, dass ein Sanitäter Bassist in einer Rockband ist, während der andere seit 2 Jahren auf seinen Studienplatz für Medizin wartet.

☞ Rückenschmerzen

Der junge Mann wird von seiner Frau mit Rollstuhl ins Untersuchungszimmer gefahren. Dann steht er auf und setzt sich auf die Liege. Er hat seit 3 Tagen gleich bleibende Rückenschmerzen. Medikamente hat er noch keine eingenommen, dafür aber selbst seine Diagnose gestellt: »Einen Bandscheibenvorfall schließe ich aus. Ich denke, ich habe mich verrissen.«

Du gratulierst ihm und schließt dich seiner Meinung an. Für einen Arztbesuch blieb noch keine Zeit. Du siehst erst ihn an, dann die große Uhr an der Wand: Der kleine Zeiger steht auf der zwei. Dann siehst du wieder ihn an. Versteht er die Botschaft? 2 Uhr nachts. Rückenschmerzen seit 3 Tagen. Du verlässt fluchtartig den Raum und kommst nach 20 Minuten mit einem Arztbrief und einer Packung Schmerztabletten wieder. »Was hat denn nun mein Mann?« »Rückenschmerzen«, knurrst du und verlässt den Raum.

Danach stellst du fest, dass du dich so auch nicht besser fühlst. Vielleicht haben sich die beiden doch mehr Sorgen gemacht, vielleicht hat ihn seine Frau gedrängt, die Notaufnahme aufzusuchen, vielleicht hat es einfach ziemlich wehgetan, und vielleicht solltest du dich jetzt einfach wieder hinlegen.

Bei Rückenschmerzen handelt sich nicht immer um eine muskuläre Verspannung. Bei der Anamnese und körperlichen Untersuchung solltest du auf die unten aufgeführten »red flags« achten. Ansonsten Inspektion, Palpation, Bewegungsprüfung und Lasègue-Test durchführen sowie körperliche und insbesondere neurologische Untersuchung und periphere Pulse bestimmen. Eine Bildgebung ist laut »Nationaler Versorgungsleitlinie Kreuzschmerzen« nur erforderlich bei »red flags« oder wenn die Schmerzen länger als 6 Wochen bestehen oder besonders stark sind bzw. stark zugenommen haben.

- **»Red flags« bei Kreuzschmerzen**
- Fraktur: Trauma, Osteoporose, Steroide, Klopfschmerz Wirbelsäule?
- Tumor: höheres Alter, Z. n. Tumor, B-Symptomatik, starke nächtliche Schmerzen?
- Infektion: Fieber, Schüttelfrost, Z. n. bakterieller Infektion, i. v. Drogenabusus, Immunsuppression, kürzliche Infiltration an Wirbelsäule, starke nächtliche Schmerzen?
- Radikulopathie/Neuropathie: neurologisches Defizit (Parästhesie, Parese, Kaudasyndrom)?

Differenzialdiagnose Rückenschmerzen – »DISK MASS«

Degenerativ

Infektion, »Injury«

Spondylitis (Morbus Bechterew, reaktive/psoriatische/enteropathische Arthritis)

»Kidney« (Steine, Infarkt, Infektion)

Multiples Myelom / Metastase(n)

»Abdominal pain« / Aneurysma

»Skin« (Herpes zoster) / Stress (Belastung) / Skoliose und Lordose

Spondylolisthesis

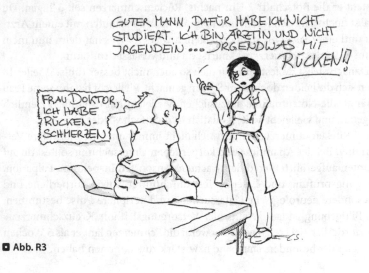

◾ Abb. R3

S

M. C. Poetzsch, *Notaufnahme*,
DOI 10.1007/978-3-662-54096-1_21, © Springer-Verlag GmbH Deutschland 2017

Fünfter Monat

Du blickst in die Zukunft und siehst noch ein halbes Jahr vor dir liegen. Und einen Monat. Aber was dich wirklich beunruhigt: Es scheint dir ein bisschen Spaß zu machen. Du kannst dir gar nicht mehr vorstellen, einen Visitenwagen durch den dunklen Gang einer Station zu schieben. Du kannst dir zwar auch nicht vorstellen, jeden Tag für Gomer Betten zu suchen und jedes zweite Wochenende in der Klinik zu verbringen. Aber ein bisschen hast du dich an den Stress gewöhnt. Wenn du von deiner Arbeit erzählst, dann ist das nie langweilig. Und das hast du doch gewollt, oder?

Lernziele

Du machst in diesem Kapitel Bekanntschaft mit »Schlaz«, mit dem Papierschredder und mit Spezi. Dabei fallen dann Schockraum-Management, Schwindel und Sepsis nicht mehr so ins Gewicht. Außerdem geht es um die vielen Vorteile des Schichtdienstes. Und auch um die Nachteile.

Schichtdienst

In der Notaufnahme wird es für dich auf Schichtdienst hinauslaufen. Leider halten sich akute Erkrankungen nicht an geregelte Arbeitszeiten. Die Nachteile: Du verlierst alle Freunde und nimmst nicht mehr am sozialen Leben teil. Kinobesuche außer vormittags werden dir fremd. Wenn glückliche Paare abends essen gehen, versuchst du Zugänge in verschrumpelte Venen zu legen. Wenn du einen Kaffee trinken gehen möchtest, hat niemand Zeit. Und wenn du mal Zeit hast, Bekannte zu treffen, werden sie sich von dir abwenden, weil sie den Anblick deiner rot geäderten Augen nicht ertragen. Sobald du dich umdrehst, werden sie tuscheln: »Ich kannte ihn noch als jungen Mann.« Oder: »Sie war einmal so hübsch, so voller Leben.« Du bekommst Schlafstörungen, wirst depressiv und kraftlos.

Das waren die Nachteile, jetzt die Vorteile: Du bekommst mehr Geld. Die Vergütung für Nachtdienste und Schichtarbeit für Mediziner in Deutschland ist sehr großzügig. Ein Blick auf deine letzte Gehaltsabrechnung sagt dir: 193 Euro für Nachtarbeit, 26 Euro für Bereitschaftsdienst in der Nacht, 123 Euro für Sonntagsarbeit und 34 Euro für Feiertage. Das sind immerhin 376 Euro brutto, also ca. 200 Euro netto mehr im Monat. Wahnsinn! Du bist reich! Was machst du bloß mit dem ganzen Geld, wenn du keine Zeit hast, es auszugeben? Das sind zwanzigmal Kino am Vormittag oder zehnmal allein

Essengehen oder einmal Selbsthilfegruppe. Ein Arzt in England müsste für diesen Betrag immerhin 3 Stunden arbeiten.

Abgesehen von ein paar Kröten mehr auf deinem Bankkonto hast du ab und zu unter der Woche frei. Das ist wirklich ganz angenehm. Du kannst Einkäufe erledigen, unter der Woche skifahren oder mit deinen Kindern entspannt in den Zoo gehen. Leider musst du die ganze Zeit daran denken, dass du nur frei hast, weil am Abend wieder die Nachtschicht beginnt. Am nächsten Tag kannst du keinen vernünftigen Gedanken fassen und schläfst während Gesprächen oder in der Warteschlange an der Kasse immer wieder ein.

Letzter Vorteil: 5 Tage Extraurlaub im Jahr. Summa summarum stellt sich die Frage: Wer ist eigentlich so bescheuert und arbeitet als Arzt in einem deutschen Krankenhaus im Schichtdienst in der Notaufnahme? Die Antwort lautet: *Du* bist so bescheuert.

Finde dich damit ab. Du hast es so gewollt.

Schlaz

Der schlechte Allgemeinzustand (schlechter AZ = Schlaz) kann ab einem gewissen Alter physiologisch sein. Vielleicht sind Menschen früher so gestorben, wenn sie nicht einer Infektion erlegen sind oder von einem Schwert erschlagen wurden. Sie haben sich einfach so lange verschlechtert, bis es aus war. Früher hieß es Altersschwäche. Aber Altersschwäche wurde abgeschafft. Jetzt ist es eine Diagnose, und die heißt Schlaz.

Die Angehörigen wollen, dass etwas getan wird, das Pflegeheim möchte, dass etwas getan wird, und das Krankenhaus möchte auch noch etwas verdienen. Du bist überfordert? Dann fordere AZ-Verbesserung! Aber wie?

Natürlich kann jede Erkrankung den AZ verschlechtern, nicht nur das Alter. Aber es findet sich eine Häufung der AZ-Diagnosen bei Patienten, die allein zu Hause leben, nicht ausreichend betreut sind oder einfach niemanden haben, der sich um sie kümmert. Da sind nicht die Menschen krank, sondern das System.

Aber du kennst das Symptom: Verschlechterung. Und für diese Verschlechterung muss es einen Grund geben. Sonst macht der Krankenhausaufenthalt keinen Sinn, und er kann vor allem nicht vergütet werden. Aber zum Glück gibt es Exsikkose, Harnwegsinfekt und Co. AZ-Verbesserung gibt es in Form von Infusionen, Dauerkathetern und Antibiotika.

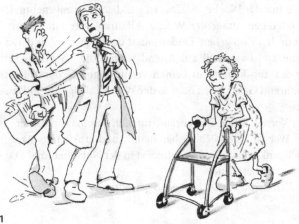

FRÜHER NANNTEN SIE ES „DAS ALTER".
HEUTE WISSEN WIR: ES IST **SCHLAZ**."
VORSICHT! ES IST WOMÖGLICH ANSTECKEND...

◼ Abb. S1

Früher haben Menschen noch selbst getrunken, dafür verwendeten sie ihren Mund. Diese Art der Flüssigkeitsaufnahme wurde als ineffizient erkannt, sie kann zur Verschlechterung führen. Viel besser: die intravenöse Flüssigkeitszufuhr. In welchem Heim hat denn das Personal noch die Zeit, sich neben den Bewohner zu setzen und ihm beim Trinken zu helfen? Im Krankenhaus gibt es einen Venenzugang. Da hängst du 1 Liter Vollelektrolytlösung dran. Plötzlich erwachen die Patienten und stellen fest, dass sie nicht zu Hause in ihrem Bett liegen. Nein, sie sind in einem Krankenhaus. In einem Zimmer mit Menschen, die sie nicht kennen. Und in ihrer Harnröhre steckt ein Ding, das sie nicht kennen. Dann fangen sie an sich zu wehren, wollen aufstehen, fallen hin und brechen sich den Oberschenkel.

Aber was sollst du machen? Du hast ein Symptom, eine Diagnose, und du brauchst eine Therapie. Zu den Elektrolyten gibst du noch ein Antibiotikum. Das hilft auch für eine Weile. Und was passiert nach dem Krankenhaus? Das ist nicht dein Problem. Deine Schicht ist zu Ende, und morgen beginnt ein neuer Tag. Bis zur nächsten Verschlechterung, der dritten, vierten, fünften – der Drehtüreffekt. Aber schließlich kannst du dich in ein paar Stunden nicht auch noch um die häusliche Versorgung der Patienten kümmern. Deshalb behandelst du weiterhin AZ-Verschlechterungen, verschlüsselst sie als Exsikkose und Harnwegsinfekt und gehst nach 8 Stunden nach Hause.

Schnittwunden

Die Herausforderung von Schnittwunden ist nicht das Nähen, es ist die ▶ Bürokratie. Eine kleinere Schnittwunde ist in ein paar Minuten versorgt. Länger dauert es, den Arztbrief zu schreiben. Oder, wenn es ein ▶ Arbeitsunfall ist, den D-Arzt-Bericht zu schreiben. Bleibt der Patient, gibt es einen D-Arzt-Bericht und einen Arztbericht.

Dann musst du noch die Diagnose verschlüsseln. Das ist gar nicht so leicht. Wenn du »Stichwunde« eingibst, bekommst du unter Umständen zwei Vorschläge zur Auswahl: »Stich durch eine Seeschlange« oder »Skorpionstich«. Beides eher selten in deutschen Notaufnahmen. Dann noch die *Leistungsnacherfassung:* »Nähen einer kleinen Wunde«, »Tetanusauffrischung«, »Arztkontakt«. Du musst für dich entscheiden, wie viel Zeit du um 4 Uhr nachts mit der Suche nach »Konsilium«, »Wechseln eines Verbandes« oder »Stich durch eine Seeschlange« verbringen möchtest.

Beim Nicht- oder Falsch-Eingeben von ärztlichen Leistungen durch Ärzte dürfte jeder Klinik viel Geld verloren gehen. Aber das ist anscheinend noch nicht zu den Unternehmensberatungen durchgedrungen.

Schockraum

Dein Kollege schiebt dich in den Schockraum und zieht schnell die Tür hinter dir zu. Du siehst einen beatmeten Patienten mit einer stark blutenden Wunde am Unterschenkel. »Wer ist hier eigentlich der Trauma-Leader?«, schreit der Anästhesist. »Das bin dann wohl ich«, antwortest du. Aber da hat sich der Unfallchirurg schon die rote Weste angezogen. Erleichtert konzentrierst du dich auf die Blutentnahme.

Wird Schockraumalarm ausgelöst, tritt ein Team zusammen, das ärztlicherseits zum Beispiel aus Notaufnahmearzt, Anästhesist und Unfallchirurg besteht. Je nach Erkrankungsbild kommen fachspezifische Abteilungen dazu. Zu den Regelzeiten handelt es sich dabei meistens um Oberärzte, nachts sieht es oft anders aus. Das heißt: Es kann auch dich erwischen. Wer die Rolle des Trauma-Leaders einnimmt, hat das Kommando. In den einzelnen Krankenhäusern ist das unterschiedlich geregelt: Manchmal ist es der Anästhesist, manchmal der ZNA-Oberarzt oder einfach der mit der meisten Erfahrung. Wenn du nicht das Kommando hast, kann es sein, dass du als Notaufnahmearzt organisatorische Aufgaben übernehmen musst wie Dokumentation,

Anmelden der Untersuchungen, Blut anfordern. Und natürlich ist es gut, wenn du mithelfen kannst und Blut abnimmst oder zum Beispiel eine Arterie legst. Dabei ist es wichtig, dass du dich mit dem Trauma-Leader absprichst. Streitereien um Zuständigkeiten sind natürlich nicht angebracht, sollen aber trotzdem vorkommen.

Bis der Schockraumpatient endlich da ist, beginnt das große Warten. Alle stehen mit ihren Plastikschürzen herum und versuchen nicht aufgeregt zu wirken. Endlich hörst du die Schritte und vielleicht das Geräusch einer Beatmungsmaschine. Im besten Fall erfolgt die Übergabe durch den Notarzt in Ruhe an das komplette Team, ohne das der Patient dabei umgelagert wird. Der Anästhesist steht am Kopfende und ist für die Atmung und die Vitalfunktionen des Patienten zuständig. Der Unfallchirurg kümmert sich um die Verletzungen.

»Wie sieht es mit der Beatmung aus?«, wendet sich der Trauma-Leader an den Anästhesisten. »Die Atemwege sind frei, aber die Beatmung ist schlecht. Ich habe rechts ein abgeschwächtes Atemgeräusch.« Der Unfallchirurg vermutet einen Hämatothorax: »Ich lege eine Thoraxdrainage.« Dann fragt er dich: »Kannst du einen Druckverband am Unterschenkel anlegen?« Eine Schwester hilft dir, zusammen bringt ihr die Blutung zum Stillstand.

Währenddessen kümmert sich der Anästhesist um den Kreislauf. Der Patient bekommt noch einen weiteren großlumigen Zugang und eine Infusion,

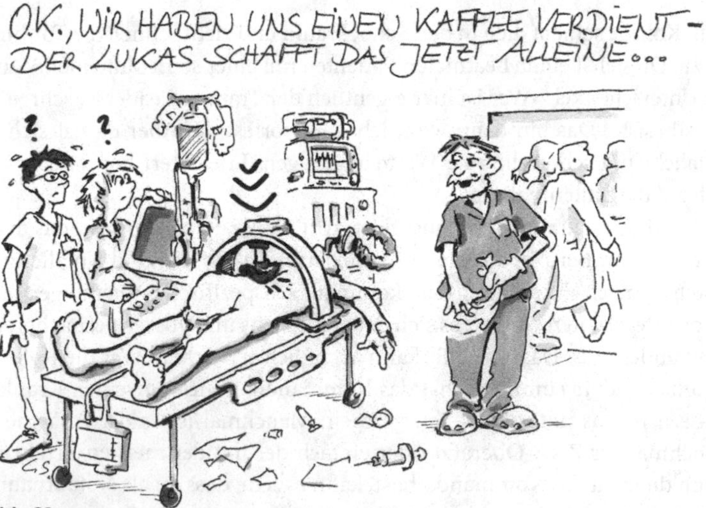

Abb. S2

ein Noradrenalin-Perfusor wird vorbereitet. Der Blutdruck beträgt 80 zu 60, der Hb ist 6,8 mg/dl. Kurz darauf kommen die Erythrozytenkonzentrate, die du angefordert hast. Du hängst die ersten zwei dran.

Nachdem der Unfallchirurg die Thoraxdrainage gelegt hat, gibt es ein Röntgen-Thorax und eine Beckenübersicht. Darin seht ihr den vermuteten Hämatothorax und ein instabiles Becken. Die provisorische Stabilisierung durch den Notarzt wird entfernt, und ihr legt einen Beckengurt an. Mittlerweile hat sich der Patient so weit stabilisiert, dass ihr ins CT fahren könnt. Von dort aus geht es direkt weiter in den OP. Danach brauchst du erst mal einen starken Kaffee.

Du liest dir die neue S3-Leitlinie für das Polytrauma noch mal durch. Für eine schnelle, zielführende Untersuchung beim Polytrauma gibt es das ABC-DE-Schema (»primary survey«, ▶ s. u.; [American College of Surgeons, 2012]). Das lässt sich gut merken und kann für alle Notfälle nützlich sein:

- Du fängst bei **A**, den Atemwegen inklusive HWS-Stabilisierung (»stiff neck«), an. Wenn der Patient ein A-Problem hat (z. B. verlegte Atemwege durch Fremdkörper oder Frakturen), musst du das erst lösen. Denn dein Patient stirbt zwangsläufig, wenn er keine Luft bekommt.
- Dann kümmerst du dich um **B** – »Breathing«: Inspektion, Palpation und Auskultation des Thorax. Wie ist die Atemfrequenz? Gibt es Hinweise auf einen instabilen Thorax oder einen Spannungspneumothorax?
- Nächster Punkt ist **C** – »Circulation«: Liegt eine Blutung vor? Besteht eine Hypotension oder eine Tachykardie? Wie ist die Hautfarbe deines Patienten? Eine große Blutung muss sofort versorgt und darf nicht durch weitere Diagnostik verzögert werden. »Treat first what kills first!«
- Nun folgt eine kurze neurologische Untersuchung: **D** – »Disability«. Wie ist der Bewusstseinszustand deines Patienten? Du bestimmst den GCS und untersuchst die Pupillen. Gibt es Hinweise auf eine Verletzung der Wirbelsäule?
- Danach wird der Patient entkleidet: **E** – »Exposure«. Dabei muss darauf geachtet werden, dass er nicht auskühlt.

ABCDE-Schema

Airway maintenance with cervical spine protection
Breathing and ventilation
Circulation with hemorrhage control
Disability: neurologic status
Exposure / Environmental control

Schschscht

Geräusch des Papierschredders. Kann in Zusammenhang mit überbordender ▶ Bürokratie wie Arbeitsunfallberichten (▶ Arbeitsunfall), Leistungsnacherfassung und Stromunfalldokumentationsbögen auftreten.

Scores

Mit den Scores ist das ganz toll. Wer sie kennt, der wirkt schlauer. Davon ist der Patient noch nicht geheilt, aber es hilft ein bisschen bei der Arbeit. Und in der Notfallmedizin gibt es ein paar Scores, die sind echt hilfreich.

Etwa der ▶ Wells-Score, der in diesem Buch eigens aufgeführt ist. Richtig durchgesetzt hat sich die Glasgow-Coma-Scale (GCS). Sie ist Teil eines jeden Notfallprotokolls und hat deshalb ebenfalls einen eigenen Platz hier im Buch (◘ Tab. B1, ▶ Bewusstseinsstörungen). Auch vielen geläufig: Der CHADS2-Score, der jetzt CHA2DS2-VASc-Score heißt; kann man sich trotzdem merken. CHA2DS2-VASc steht für: »Congestive heart failure«, »Hypertension« »Age« (> 65 Jahre gibt 1 Punkt, > 75 Jahre 2 Punkte), Diabetes, durchgemachter Schlaganfall (»stroke«) gibt 2 Punkte, vaskuläre Erkrankungen wie ein durchgemachter Herzinfarkt oder eine pAVK und zuletzt »Sex category« – Frauen sind hier im Nachteil – 1 Punkt für weibliches Geschlecht. Nach Ermittlung dieses Scores wissen wir, ob ein Patient mit Vorhofflimmern eine effektive Blutverdünnung erhalten sollte. Das interessiert dich nicht in der Notaufnahme? Der Kardiologe macht ohnehin, was er will?

Wie wäre es dann mit dem CRB-65: Das ist keine mathematische Formel und auch kein Virus. Es geht nur darum, ob du deinen Patienten mit der Pneumonie, genauer mit der ambulant erworbenen Pneumonie (▶ CAP), nach Hause entlassen kannst oder besser auf die Intensivstation legst. C steht für »confusion«, R für »respiratory rate«, B für Blutdruck und mit 65 ist das Alter gemeint. Für jedes Kriterium gibt es 1 Punkt. Im Klartext: Wenn der Patient eine Lungenentzündung hat, verwirrt ist, eine erhöhte Atemfrequenz > 30 pro Minute hat und sein systolischer Blutdruck unter 90 mmHg (oder diastolisch unter 60 mmHg) liegt, dann geht er nicht nach Hause, sondern auf die Intensivstation! Bei einem Score von 0 ist die Behandlung ambulant möglich, bei 1 bis 2 stationäre Aufnahme, 3 oder 4 bedeutet Intensivstation. Der CRB-Score dient auch zur Einschätzung der CAP-Pneumonie und taucht da in den Empfehlungen zur Antibiotikatherapie auf.

Und wenn du es noch genauer wissen willst, dann gibt es dafür die modifizierten ATS-Kriterien der American Thoracic Society.

Dabei geht es nur um die Frage: Intensivstation – ja oder nein? Es gibt 2 Major-Kriterien:

- Notwendigkeit der Intubation und maschinellen Beatmung
- Katecholamintherapie

Trifft eines davon zu, dann heißt es Intensivstation – aber was auch sonst? Das gilt auch, wenn 2 der folgenden Minor-Kriterien erfüllt sind:

- schwere akute respiratorische Insuffizienz (paO2/FiO2 < 250)
- multilobuläre Infiltrate im Röntgen-Thorax
- systemischer Blutdruck < 90 mmHg

Das sind natürlich nur Richtwerte, du entscheidest, nicht der CRB-Score oder die American Thoracic Society.

Wenn dein Patient ein Problem mit der Atmung hat, dann leidet er vielleicht unter einer Lungenembolie. Wann musst du ihn auf die Intensivstation legen? Dabei hilft dir der PESI-Score. Die Abkürzung steht für Pulmonary Embolism Severity Index. Ganz grundsätzlich geht es um die Frage: Wie krank ist der Patient? Wie hoch ist außerdem sein Risiko? Es geht um die Kriterien Alter, Geschlecht, Tumorerkrankung, chronische Herzinsuffizienz oder chronische Lungenerkrankung, Herzfrequenz, Blutdruck, Atemfrequenz, Körpertemperatur, Sauerstoffsättigung und Bewusstseinsstörung. Dafür gibt es jeweils eine bestimmte Punkteanzahl. Wem das zu kompliziert ist: Der vereinfachte PESI bewertet Alter (> 80 Jahre), Malignom, chronische Herzinsuffizienz, Tachykardie (Herzfrequenz > 110), Blutdruck (systolisch < 100 mmHg) und Sauerstoffsättigung (< 90%). Dafür jeweils 1 Punkt.

Hohes Risiko bei einem oder mehr Punkten.

Welche Scores sind für dich in der Notaufnahme noch interessant? Vielleicht der GRACE-Score (Global Registry of Acute Coronary Events). Wenn du deinen Patienten mit Brustschmerzen und Verdacht auf ein akutes Koronarsyndrom dem Kardiologen vorstellst, dann kannst du ihn beeindrucken, wenn du ihm den GRACE-Score für diesen Patienten mitteilst. Der errechnet sich aus verschiedenen Kriterien wie Alter, Herzfrequenz, Blutdruck, Kreatininwert, EKG-Veränderungen, Troponinwert und einem Herzstillstand bei Aufnahme. Wenn der Wert über 140 Punkten liegt (keine Angst, das rechnest du mit der App auf dem Handy), dann sollte der Patient innerhalb der nächsten 24 Stunden in den Herzkatheter. Aber seien wir mal ehrlich: Letztendlich entscheidet das der Kardiologe. Hier geht es vor allem um eine Riskoeinschätzung. Kernaussage: Ältere, kranke Menschen mit schlechten Werten lieber frühzeitig in den Herzkatheter. Und wenn jemand bei der Aufnahme im Krankenhaus einen Herzstillstand hatte, dann jede Wette: Der ist schon »im Katheter«, bevor du den Score überhaupt ausgerechnet hast.

Für die Kardiologen noch wichtig: der HAS-BLED-Score. Wie hoch ist das Blutungsrisiko für einen Patienten, der wegen eines Vorhofflimmerns eine Blutverdünnung benötigt? Mit den Kriterien Hypertonie, Abnormale Nieren- oder Leberfunktion, Schlaganfall in der Anamnese, Blutung in der Anamnese, Labile INR-Einstellung, Alter > 65 Jahre (»Elderly«) und Medikamente, die mit einem erhöhten Blutungsrisiko verbunden sind oder Alkohol- oder Drogenabusus in der Vorgeschichte (»Drugs«) gibt es bis maximal 9 Punkte. Bei mehr als 3 Punkten besteht ein erhöhtes Blutungsrisiko.

Bekannt ist noch der Child-Pugh-Score zur Beschreibung und Einteilung einer Leberzirrhose oder der Ranson-Score für die Einschätzung einer Pankreatitis. Auf der Intensivstation gibt es z. B. die Ramsay-Skala zur Beurteilung der Tiefe der Sedierung. Als Mediziner hast du es die ganze Zeit mit Einteilungen und Scores zu tun, von vielen hast du schon gehört. Um nur einige weitere bekannte Scores zu nennen: APGAR, APACHE, ASA-Klassifikation, Body Mass Index (BMI), Forrest-Klassifikation, Karnofsky-Index, Killip-Klassifikation, NIH-Score, NYHA-Klassifikation, RIFLE-Klassifikation, visuelle Analog-Skala (VAS) für Schmerzen. Was hilft dir davon in der Notaufnahme? Wenn du nicht zu viel rechnest, sondern dich auf deine Patienten konzentrierst. Auskennen solltest du dich vor allem mit der Glasgow-Coma-Scale und dem Wells-Score. Und mit der visuellen Analog-Skala, denn da heißt es einfach: Hat dein Patient Schmerzen und wenn ja wie viele? Das ist hier die Frage.

Spezi

Gibt es deinem Krankenhaus auch so leckeres Spezi? Es kommt auf die richtige Mischung an mit einem leicht sauren Abgang. Spezi sollte gekühlt aus dem Automaten kommen und schmeckt am besten mit einem ebenfalls gekühlten Schoko-Riegel. Ein Wundermittel gegen Übermüdung und Frustration.

☞ Schmerzen

»Sie haben seit einem Jahr Schmerzen. Wieso kommen Sie jetzt in die Notaufnahme?«

Es ist Sonntagabend und dein Nachtdienst hat gerade angefangen. »Nehmen Sie eine Tablette, und gehen Sie zu Ihrem Hausarzt.« Der Patient letzte Woche mit chronischen Bauchschmerzen erbrach sich in den Gang. Das ist ein Statement. In der Notaufnahme wirst du den ganzen Tag mit Schmerzen konfrontiert, und vielleicht hat es dich auch schon angekotzt. Kopfschmerzen, Bauchschmerzen, Brustschmerzen, Rückenschmerzen, Ohrenschmerzen, Knieschmerzen oder einfach nur Schmerzen, gerne auch als »Ganzkörperschmerzen« bezeichnet. Manche Patienten, die sich bei dir vorstellen, leiden an einem chronischen Schmerzsyndrom.

Manchmal fragst du dich vielleicht, warum der Patient sich wegen ein bisschen Bauchschmerzen so aufregt – so ein Weichei. Der andere hat einen akuten Bauch oder kommt ohne Finger und verzieht dabei keine Miene – so ein harter Hund. Das Schmerzempfinden ist eben sehr subjektiv. Und auch wenn du es gern tun würdest: Du kannst deinen Patienten nicht vorschreiben, wie viel Schmerz für welche Form der Erkrankung jeweils angebracht ist.

Dein Patient liegt und leidet an Ganzkörperschmerzen. Eine stigmatisierende Diagnose in einer Notaufnahme. Aber weil dir jetzt schon alles egal ist, holst du dir einen Kaffee und setzt dich zu ihm. »Es hat mit Rückenschmerzen begonnen«, erzählt der junge Mann. »Dann kamen nach und nach alle Gelenke dazu. Jetzt ist es so schlimm, dass ich meine Hobbies nicht mehr ausüben kann. Ich habe gerade mit der Ausbildung begonnen, aber ich kann nicht mehr hingehen, weil ich die Schmerzen nicht aushalte.« Er hat sich die Telefonnummer der Notaufnahme herausgesucht, er wirkt verzweifelt.

Was machst du jetzt? Denkst du dir, das ist doch nicht mein Problem. Ich bin schließlich Notarzt! Und wenn überhaupt bin ich für somatische oder viszerale Schmerzen zuständig.

Der Patient erzählt weiter. »Ich war schon überall. Erst hieß es Borreliose…« Plötzlich wird die Tür aufgerissen, ein Kollege läuft hektisch durch den Raum: »Mist, hast *du* das Sono? Wir kriegen gleich einen Schockraum!« Dann rennt er wieder raus, und du wendest dich wieder deinem Patienten zu. »Jetzt glauben sie, es könnte irgendeine Art von Rheuma sein«, fährt er fort. »Aber die Schmerzen sind so stark, dass ich es nicht mehr aushalte.« Du gibst ihm eine Tablette und untersuchst ihn. Die Schwester kommt herein. »Sollen wir die Besoffenen schon mal in die Überwachungsstation legen? Und kann die Nierenkolik schon mal was gegen die Schmerzen haben? Dauert es noch lange hier? Wir brauchen den Raum.« Ihr unterhaltet euch weiter. Er ist gerade von zu Hause ausgezogen, hat keinen Kontakt zu seinen Eltern. Mittlerweile stapeln sich draußen die Patienten. Du musst weitermachen. Der junge Mann ist mit einer stationären Aufnahme zur Schmerztherapie einverstanden. Während du ihn auf den Gang fährst, fragst du dich: Führt eine Depression zu chronischen Schmerzen oder führen chronische Schmerzen zur Depression? Du schiebst die Liege an Notarzt, Feuerwehr und einem blutenden Patienten mit Beatmung auf einer Vakuummatratze vorbei. Dann gehst du in den Schockraum.

Ein paar Tage später liest du den Entlassungsbrief des jungen Mannes. Sie hatten körperlich nichts Akutes gefunden. Aber der Psychiater konnte eine ambulante Psychotherapie bahnen, der Patient war motiviert. Wahrscheinlich hast du ihm geholfen. Du nimmst dir vor, in Zukunft… aber da kommt schon die nächste Atemnot. Bestimmt auch mit Brustschmerzen.

☞ Schwindel

Falls es einen Neurologen in deiner Notaufnahme gibt, ist Schwindel natürlich ein Neuro-Turf (▶ Turf). Aber leider gibt es auch nichtneurologische Ursachen für Schwindel oder einfach keinen Neurologen. Oder der Nervenarzt bouncet deinen Schwindel zurück (▶ Bounce): »Keine neurologische Ursache.« Und wenn du dir den Patienten zuerst anschaust, dann beweise doch dem Neurologen, dass man Untersuchungen auch durchführen kann, ohne vorher ein Schädel-CT zu machen. »Die apparative Diagnostik ist meist nachrangig.« [Diener, Weimar (Hrsg.), 2012] So steht es in der Leitlinie für Schwindel der Deutschen Gesellschaft für Neurologie!

Erst mal findest du heraus, wie lange der Schwindel schon besteht. Handelt es sich um einen akuten Schwindel? Tritt er anfallsweise auf oder besteht er fortwährend? Mit welchen weiteren Symptomen ist er verbunden? Welche Form von Schwindel liegt vor? Es gibt Dreh-, Schwank- und Benommenheitsschwindel.

Wenn du das geklärt hast, überlege dir, ob es sich um einen zentralen oder peripheren Schwindel handeln könnte. Weist dein Patient zusätzlich neurologische Ausfälle auf wie Doppelbilder, Schluck-, Sprechstörungen (Dysarthrie) oder eine Halbseitensymptomatik, so ist ein CT angebracht. Die Ischämie liegt dann wahrscheinlich im Hirnstamm oder Zerebellum. Deshalb auf Kleinhirnzeichen achten.

Die häufigste Ursache für Schwindel ist nicht zentral, sondern peripher. Es handelt sich um den benignen paroxysmalen Lagerungsschwindel. Er tritt bei Kopfbewegungen auf und ist attackenartig. Wenn du eine Lagerungsprobe durchführst, kannst du einen Nystagmus sehen. Am besten mit der Frenzel-Brille. Weitere häufige Ursachen für peripheren Schwindel sind Neuritis vestibularis und Morbus Menière. Auf den Lagerungsschwindel folgt als zweithäufigste Ursache der phobische Schwankschwindel. Und wenn der Neurologe dann »Das ist nichts für mich« sagen sollte, kommen noch Herzrythmusstörungen, Hyper- und Hypotonie, zahlreiche Medikamente und viele andere Ursachen in Betracht.

Deshalb musst du deinen Patienten sorgfältig untersuchen. Es hilft nichts.

☞ SIRS/Sepsis

Einweisung: Verdacht auf Apoplex bei Aphasie und Hemiparese. »Gestern ging es der Mama noch gut. Heute Morgen war sie ganz verwirrt und hat so komisch gesprochen.« Ein Kollege vom Bereitschaftsdienst war vor Ort. Er stellte zusätzlich eine Schwäche der rechten Extremitäten fest und wies die Patientin ins Krankenhaus ein. Dort bekommt sie erst mal ein CCT, was unauffällig ist. Der Neurologe hat keine Zeit, die Patientin ist ohnehin nicht mehr im Lysefenster. Du hast ziemlich viel zu tun. Irgendwann schaust du dir einmal das Labor an. Die Entzündungszeichen sind massiv erhöht. Du begibst dich unverzüglich zu ihr. Sie hat Fieber und ist verwirrt.

Jetzt gibst du Vollgas. Eine Patientin mit Fieber hättest du dir innerhalb von 30 Minuten ansehen müssen. Irgendwie ist diese Information an dir vorbeigegangen. Du legst ihr einen zweiten Zugang, nimmst ihr Blutkulturen ab und hängst 1000 ml Infusionslösung an. Auf der Lunge hörst du rechts Rasselgeräusche. Die Raumluftsättigung beträgt 89%. Du untersuchst die Patientin. Sie wirkt ziemlich trocken. Immerhin gibt es einen Urin. Der ist unauffällig. Du vermutest eine Sepsis bei einer Pneumonie und ordnest eine breite Antibiose an. Sie bekommt ein Röntgen-Thorax. Darin bestätigt sich der Verdacht.

Wohin willst du die Patientin jetzt verlegen?

Sie ist verwirrt, hat also vielleicht eine septische Enzephalopathie. In der Blutgasanalyse zeigt sich eine Azidose mit erhöhtem Laktat-Wert. Mit Sauerstoff hat sie keine Atemnot. Der Blutdruck ist jetzt 85 zu 60. Was machst du?

Richtig! – Du entscheidest dich für die Intensivstation. Diagnose: septischer Schock.

Nach einer Woche erkundigst du dich nach ihr. Bei einer zunehmenden respiratorischer Insuffizienz und septischem Schock musste sie noch am Abend intubiert werden. Mittlerweile geht es ihr aber wieder besser. Sie atmet jetzt selbstständig und soll in den nächsten Tagen auf die Station verlegt werden.

Du schaust dir noch einmal die SIRS-Kriterien (systemisches inflammatorisches Response-Syndrom) an:

— Körpertemperatur > 38 oder < 36 Grad Celsius
— Tachykardie: Herzfrequenz > 90 pro Minute
— Tachypnoe: Atemfrequenz > 20 pro Minute oder Hyperventilation (CO_2 < 33 mmHg)
— Leukozytose > 12.000/mm^3 oder Leukopenie < 4000/mm^3

Wenn zwei Kriterien erfüllt sind, liegt möglicherweise ein SIRS vor. Bei Nachweis einer Infektion und eines SIRS liegt eine *Sepsis* vor. Kommt mindestens eine sepsisbedingte Organschädigung hinzu, liegt eine *schwere Sepsis* vor. Lässt sich der Blutdruck trotz Volumengabe nicht über 90 mmHg anheben, handelt es sich um einen *septischen Schock*, und den überlebt nur jeder Zweite.

Akute Organdysfunktion bei schwerer Sepsis

— Septische Enzephalopathie: Vigilanzminderung, Desorientiertheit, Unruhe, Delir
— Thrombozytopenie: < 100.000/mm^3
— Hypotension trotz Volumenzufuhr
— Hypoxie / arterielle Hypoxämie
— Akutes Nierenversagen
— Metabolische Azidose
— Synkope (mit Verweis Symptom): s. Kollaps

Mittlerweile gibt es einen neuen und vereinfachten Ansatz zur Erkennung einer Sepsis. Der sogenannte quickSOFA-Score erfasst drei Parameter: Atemfrequenz > 22/min, verändertes Bewusstsein und systolischer Blutdruck < 100 mmHg. Treffen zwei der genannten Punkte zu, hat dein Patient eine deutlich schlechtere Prognose oder vereinfacht gesagt möglicherweise eine schwere Sepsis. Und das heißt: Du musst jetzt Vollgas geben, jede Minute zählt!

T

M. C. Poetzsch, *Notaufnahme*,
DOI 10.1007/978-3-662-54096-1_22, © Springer-Verlag GmbH Deutschland 2017

Sechs Monate

Dein Kopf hämmert, dein Mund ist trocken. Vielleicht hättest du dich gestern etwas zurückhalten sollen. Ihr wart mit der Arbeit einen trinken. Du wolltest »nur kurz mal vorbeischauen.« Und heute hast du Frühdienst: Der Ehemann der Patientin redet auf dich ein. Immer wieder zückt er einen Arztbrief, den er dir unter die Nase hält. Du kannst die Medikamente kaum entziffern, von manchen hast du noch nie gehört. »Und dann waren wir auch bei Professor XY, Sie kennen ihn sicherlich…« Du kennst ihn nicht. »Entschuldigung«, unterbrichst du den Mann, »Was ist jetzt genau das Problem?« Er schaut dich verwundert an, dann zieht er wieder einen Arztbrief hervor und deutet auf weitere Diagnosen. Du entschuldigst dich für einen Moment und gehst auf die Toilette. Dort überlegst du, was gestern alles passiert ist: Du hast dich mit einer Intensiv-Krankenschwester sehr intensiv unterhalten. Schließlich wart ihr noch intensiv in einer anderen Kneipe. Ein Pfleger liegt im Aufwachraum, er meint, bis zum Spätdienst ist er wieder fit. Du hast überhaupt keine Ahnung, wie du überhaupt bis zum Mittag durchhalten sollst. Du weißt nur, dass du jetzt dingend einen Kaffee brauchst. Danach gehst du wieder in das Untersuchungszimmer. »Wir sollten Ihre Frau auf jeden Fall im Krankenhaus aufnehmen.« Der Mann nickt eifrig. »Ich werde umgehend ein Bett für Sie organisieren.« Du rufst auf der Station an und hoffst, dass dein Dienst bald vorbei ist. Es sind noch 7 Stunden und 46 Minuten. Da wird dein nächster Patient hereingebracht. Eine Tachykardie. Das EKG sieht seltsam aus…

Lernziele

Der Tod bekommt bei dir die schwarze Karte. Das weißt du von der Triage. Schlechte Nachrichten für Tanzkurse und Teilzeitstellen. Dafür Wichtiges zum Thema Turfen, Tagdienste und Tachykardie. Vertrauen ist gut, Kontrolle ist besser, auch in der Notaufnahme. Und das Geräusch in deinem Kopf, das sich wie die Sirene eines Krankenwagens anhört, ist nur in deinem Kopf.

Tagdienst

Tagdienste teilen sich in einem Dreischichtsystem (▶ Schichtdienst) normalerweise auf in Früh- und Spätdienste: Beim Frühdienst musst du früh aufstehen, was nervt, und bist dann am Nachmittag müde. Beim Spätdienst verpennst du den Vormittag und musst dann am Abend arbeiten, was auch nervt. Bei einem Zweischichtsystem (oft auch am Wochenende) heißt Tagdienst, dass du den ganzen Tag arbeiten musst. Das nervt genauso. Aber immer noch besser als der ▶ Nachtdienst. Dann gibt es auch noch Zwischendienste, Mitteldienst, Notarztdienste und den Deppen vom Dienst. Fühlst du dich angesprochen?

Tanzkurs

Ein Tanzkurs ist das letzte, was du jetzt anfangen solltest. Aber deine Freundin besteht darauf? Ihr macht nichts mehr gemeinsam? Dann musst du da durch.

Tatütata!

Wenn dein Wecker morgens klingelt, ist das nicht der Reanimationsalarm. Auch wenn das Telefon läutet, solltest du das nicht mit dem Alarmton des Monitors verwechseln. Und wenn du auf der Straße das Martinshorn hörst, heißt das nicht, dass du einen Zugang bekommst.

In deinem Ohr macht es »Tatü« und in dem anderen immer »Tata«? Hörst du auch Stimmen? Vielleicht eine, die dir sagt: »Nimm dir mal frei. Nimm Urlaub!«

Dann solltest du tun, was die Stimme verlangt.

Teilzeitstelle

Schon hundert Mal hast du darüber nachgedacht: Wie schön wäre es, wenn du nur noch halb so viel arbeiten würdest. Der Nachteil: Du verdienst auch nur halb so viel. An diesem Punkt enden deine Überlegungen.

Tod

Da es unmodern geworden ist, zu Hause abzuleben, wirst du es in der Notaufnahme häufiger mit dem Tod zu tun haben. Am besten du stellst dich darauf ein.

Der Tod in der Notaufnahme kommt in Form abgebrochener Reanimationen und hört sich so an: »Wir hören jetzt auf.« Manchmal hört er sich auch so an: »Gerade eben hat er noch gelebt.« Doch immer seltener heißt es: »Damit fangen wir nicht an.« Oder wie es der Notfallmediziner Michael De Ridder in einem Buch *Wie wollen wir sterben* bei einem Patienten formuliert [Ridder, 2010]: »Der alte Herr stirbt gerade, und das gestatten wir ihm jetzt, einverstanden?«

Es gilt das Alles-oder-Nichts-Prinzip. Ein Unfallchirurg hat einmal im Gang eine offene Herzdruckmassage durchgeführt. Angeblich hat es Jahre gedauert, um die Blutspritzer an den Wänden zu entfernen. Immerhin hatte es keiner Worte bedurft, um das Unvermeidliche festzustellen.

> **Auch in einer Notaufnahme dürfen Menschen sterben.**

Dazu bedarf es nicht einer offenen Herzdruckmassage. Das musst du dir bewusst machen. Du wirst nämlich nicht nur mit deiner eigenen Erwartungshaltung konfrontiert, sondern auch mit der des Patienten und seiner Angehörigen.

Manche Patienten sind so krank, dass sie nur noch zum Sterben ins Krankenhaus kommen. Obwohl du denkst, dass sie vielleicht auf einer Palliativstation oder zu Hause besser aufgehoben wären. Vielleicht sind die Angehörigen zu Hause überfordert und haben den Notarzt gerufen. Und der bringt dir jetzt einen sterbenden Patienten. Du hast jetzt die Aufgabe, keine intensivmedizinischen Maßnahmen zu unternehmen und das auch noch den Angehörigen beizubringen. Keine leichte Aufgabe. Du kannst dem Patienten aber trotzdem helfen. Mehr dazu kannst du unter ► Patientenverfügung lesen.

Im Gespräch musst du versuchen, offen, respektvoll und einfühlsam mit dem Patienten zu sprechen. Natürlich kann dir dein Oberarzt oder ein erfahrener Kollege helfen. Wenn du keine Station findest, in der es ein ruhiges Zimmer für den Patienten gibt, oder wenn es dafür vielleicht schon zu spät ist, findet sich hoffentlich in der Notaufnahme ein einzelner Raum, in dem nicht noch fünf andere Patienten getrennt durch einen Vorhang liegen. Dort kannst du deinem Patienten »gestatten zu sterben«.

Traue keinem Arzt!

Das klingt vielleicht etwas paranoid. Es soll auch nicht bedeuten, nur noch alles im Alleingang zu regeln und nicht mehr mit Kollegen zu sprechen. Aber es ist immer besser, sich ein eigenes Bild vom Patienten zu machen:

> **Verlasse dich nicht auf die Einweisungsdiagnose.**

Der einweisende Arzt war vielleicht selbst im Stress. Er hat die Diagnose aus einer ganz anderen Situation heraus gestellt. Auch der Notarzt kann etwas übersehen haben. Und der erfahrenste Kollege ist auch nur ein Mensch. Eine bereits gestellte Diagnose besitzt keinen Anspruch auf dauerhafte Gültigkeit. Sonst können Fixierungsfehler entstehen. Ist die Atemnot wirklich durch eine COPD erklärbar? Oder steckt vielleicht etwas ganz anderes dahinter?

Manchmal erscheint ein Fall unklar oder dein Bauchgefühl sagt dir: Hier stimmt etwas nicht. Dann lieber noch einmal hinterfragen. Hast du das Labor angeschaut? Wie sieht das CT aus? Macht die Diagnose Sinn? Wenn du den Patienten übernommen hast, bist du verantwortlich.

Triage

Du läufst durch einen Tunnel. Um dich herum Rauch und die Schreie von Verletzten. In einem Lichtblitz siehst du einen Menschen am Boden liegen. Er stöhnt und versucht sich an dir festzuhalten. Er hat eine Kopfplatzwunde, und ein Bein scheint stärker zu bluten. Neben ihm liegt eine Frau. Regungslos. Du fasst ihr kurz an den Hals, dann legst du ihr ein schwarzes Kärtchen auf den Bauch und wendest dich der Kopfplatzwunde zu. »Helfen Sie mir.« Du drückst ihm einen gelben Zettel in die Hand. »Nur gelb?«, stöhnt er. »Ich habe mindestens die rote Karte verdient.« »Vergiss es«, sagst du. »Dafür hast du nicht genug Ketchup im Gesicht.« Dann läufst du weiter...

Bestimmt hast du im Rahmen eines Notarztkurses auch einmal an einer Übung zur Triage teilgenommen. Die Feuerwehr erweist sich hier oft als sehr kreativ. In der Rolle von Schwerverletzten und panischen Angehörigen blühen Rettungssanitäter als Schauspieler auf. Es gibt jede Menge Rauch und Kunstblut. Dabei geht es meist um die Triage Verletzter im Rahmen einer Katastrophe.

Ursprünglich kommt der Begriff Triage aus dem Militärbereich. Zu Kriegszeiten mussten Ärzte und Sanitäter viele Schwerverletzte gleichzeitig versorgen. Die Helfer mussten priorisieren, wen sie zuerst behandeln. Heute kommt die Durchführung einer Triage nicht nur bei einem ▶ Massenanfall von Verletzten (MANV) zu tragen. Die Notaufnahmen haben es oft mit vielen Patienten gleichzeitig zu tun. Da ist es schwer, den Überblick zu behalten. Das Team in der Aufnahme muss die Schwerkranken schnell identifizieren. In vielen Notaufnahmen in Deutschland, aber auch weltweit wird dafür das

Manchester-Triagesystem verwendet. Es gibt eine Orientierung an Leitsymptomen wie Schmerzen, Blutverlust, Bewusstseinszustand, Körpertemperatur und Krankheitsdauer. Eine ausgebildete Pflegekraft nimmt eine erste Einschätzung vor und teilt die Patienten in 5 Behandlungskategorien von »Sofort« bis »Nicht dringend« ein. Dabei wird jedem Patienten eine Farbe von Rot bis Blau zugewiesen. Neben diesem Manchester-Triagesystem haben sich allgemein 5-stufige Triagesysteme am besten bewährt, wie z. B. auch die ESI-Triage (Emergency Severity Index).

In deiner Notaufnahme klappt das für die rot und orange triagierten Patienten meist ganz gut. Aber was machst du, wenn du 5 »gelbe Patienten« hast und außerdem noch 20 weitere Ungesehene warten? Und du bist allein.

Richtig, du holst dir erst mal einen Kaffee. Dann rufst du den Hintergrund an und machst dich an die Arbeit. Abmelden ist natürlich auch immer eine Option. Dann stellst du dir vor, du läufst durch einen langen Tunnel und verteilst dabei ein paar grüne, gelbe und rote Karten.

Turf

Wenn du es schaffst, deinen Patienten zum Beispiel an den Neurologen loszuwerden, dann ist das ein erfolgreicher Turf. Du musst ihm ja nicht sagen, dass der Patient nur deshalb verwaschen spricht, weil er sein Gebiss nicht im Mund hat.

> **Denn es könnte immer auch ein Schlaganfall gewesen sein.**

Wenn der Neurologe dann aber feststellt, dass die Patientin eigentlich eine Sepsis hat, dann hast du etwas falsch gemacht, und der Patient kommt zurück (► Bounce).

Wenn du es schaffst, bei dem Patienten mit den dreißig Vorerkrankungen einen Harnstau zu finden und mit dem erhöhten CRP in Verbindung zu setzen, dann ist das ein Uro-Turf. Und hat die somnolente Patientin nicht eigentlich ein Problem mit dem Blutzucker und muss deshalb auf die Endokrinologie? Und die mit der Adipositas und »Zustand nach Wohnungseröffnung«? Ein Venendoppler zur richtigen Zeit, und schon müssen die Angiologen sie übernehmen.

Turfen ist eine Wissenschaft für sich und nimmt auf der Notaufnahme einen hohen Stellenwert ein. Der Begriff kommt aus dem Buch ► *House of God* und hat sich seitdem im Krankenhausjargon verankert. Aufgrund von Fall-pauschalen und Personalkürzungen gewinnt das Turfen immer mehr an Bedeutung. Wohin mit den »Isos«, Gomern und »COPDlern«? Es muss schnell gehen. Es gibt kein Bett, du hast keine Zeit und musst neue Patienten aufnehmen. Sonst gibt es kein Geld. Und deshalb müssen Aufgaben umverteilt werden, damit sie nicht auf deinen Schultern lasten.

Wenn in deinem Haus nichts mehr geht, kannst du auch extern turfen. Wenn es bei euch keinen Herzkatheter gibt, einfach mal ein Troponin bestim-men. Wenn es keine Chirurgie gibt, hilft ein Röntgen der Wirbelsäule. Da findet sich immer eine Fraktur. Wenn es aber eine Anfrage von außen gibt, wird gemauert: »Wir sind komplett voll.« »Wir würden gerne, aber das ganze Haus ist abgemeldet.« »Bei uns geht leider gar nichts mehr.« Das sind deine Standardantworten. Übe sie zu Hause vor dem Spiegel, damit du sie mit der nötigen Überzeugungskraft formulieren kannst. Du bekommst einen Patien-ten zuverlegt, weil die PEG-Sonde herausgerutscht ist? Dann wird sie neu gelegt, und im Anschluss geht es sofort zurück. Blitz-Bounce. Zuverlegung zum Ausschluss Schlaganfall? Das CT war unauffällig. Pech gehabt. Der Pa-tient ist schon auf dem Weg zu euch.

Bei allem Hin-und-Hergeschiebe von Patienten und dem Druck, dem du ausgesetzt bist, Platz zu schaffen – du solltest zumindest versuchen, kollegial zu bleiben und dich auf die Medizin und nicht auf schwarze Zahlen zu kon-zentrieren. Den Ärzten in den anderen Häusern geht es auch nicht besser. Vielleicht haben sie dir schon mal einen schwierigen Patienten abgenommen.

Du bist Arzt und für die Gesundheit deiner Patienten verantwortlich, nicht für die Bettenpolitik deines Krankenhauses.

☞ Tachykardie/Bradykardie

Dem Patienten geht es nicht gut. Das EKG ist auffällig…

Schnell oder langsam? Schmaler oder breiter QRS-Komplex? Regelmäßig oder unregelmäßig? Stabil oder instabil? Das sind die Fragen, die du dir stellen musst.

Instabile Patienten mit einer *Tachykardie* werden elektrisch kardiovertiert. Wenn das nicht hilft, bekommen sie Amiodaron.

Häufige Ursachen für supraventrikuläre Tachykardien (schmaler QRS-Komplex) sind AV-Knoten-Reentry-Tachykardie, Vorhofflimmern, Vorhof-flattern. Bei Verdacht auf Reentry-Tachykardie Vagusreizung, dann Adenosin.

Bei Vorhofflimmern oder -flattern Betablocker oder Verapamil, Digoxin zur Frequenzlimitierung. Eine Sinustachykardie behandelst du symptomatisch, zum Beispiel mit Volumen bei Exsikkose, Schmerzlinderung, Fiebersenkung oder Ähnlichem.

Ursachen für ventrikuläre Tachykardien (VT) (breiter QRS-Komplex) sind u. a. Myokardischämien, Medikamente und Elektrolytentgleisungen. Bei stabilen Tachykardien mit breitem Kammerkomplex kann auch ein bestehender Schenkelblock vorliegen. Ansonsten bekommen Patienten mit stabiler VT Amiodaron.

Ursachen für *Bradykardien* sind u. a. Myokardischämien, Hirndruck oder Hirnstammläsion, Medikamente, Hyperkaliämie, Hypothyreose und Hypothermie. Zusätzlich zur Beseitigung der Ursachen kannst du beim symptomatischen Patienten Atropin oder Sympathomimetika (z. B. Adrenalin oder Orciprenalin) geben. Ansonsten gibt es beim Defi eine Schrittmacherfunktion. Die Pads vorn und hinten aufkleben, Patienten sedieren. Auf der Intensivstation können sie einen Schrittmacher einschwemmen.

U

M. C. Poetzsch, Notaufnahme,
DOI 10.1007/978-3-662-54096-1_23, © Springer-Verlag GmbH Deutschland 2017

Siebter Monat

Du hast Rhythmusstörungen behandelt, Reanimationen durchgeführt, Betten für MRSA-Patienten gefunden und die Kaffeemaschine repariert. Wer kann dich noch stoppen? Nur privat klappt es im Moment nicht so gut. Deine Freundin hat einfach kein Verständnis dafür, was du hier erlebst. Schließlich arbeitest du in einer Notaufnahme. Da hast du nicht immer Zeit für sie. Und wenn du mal frei hast, brauchst du Zeit für dich. Musst einfach mal abschalten. Und dann will sie dir immer von *ihrer* Arbeit erzählen. Dabei ist *dein* Job doch viel spannender. Du siehst hier die härtesten Fälle. Aber sie interessiert sich gar nicht dafür. Dabei bist du doch keiner, der immer nur von seinem Beruf erzählt… Gut, den einen freien Abend hast du dich fast nur mit deinen Kollegen unterhalten. Deine Freundin hat sich erst gelangweilt. Aber schließlich hat sie sich mit ihren Freundinnen unterhalten. Und als du dann was von ihr wolltest, war sie total abweisend. Die Intensiv-Krankenschwester versteht dich viel besser. Mit ihr kannst du über alles reden… Du schaust auf die Uhr. Du musst los. Deine Freundin schläft noch, als du in den Frühdienst gehst. Was wird dich wohl heute erwarten?

Lernziele

Du setzt dich in diesem Kapitel mit einem elementaren Bereich des Arbeitslebens auseinander, dem Urlaub. Der ist wichtig für dich, damit du den Rest wie Übergaben, die Überwachungsstation und die Unternehmensberatung überhaupt aushalten kannst. Außerdem geht es um die Übermittlung schlechter Nachrichten, Unterärzte und Urologen. Nebenbei erfährst du noch, wie man *keinen* Urin-Stix durchführt und was eigentlich ein Übernahmeverschulden ist.

Übergabe

Es gibt verschiedene Möglichkeiten, Patienten zu übergeben.

Bei der Übergabe vom Notarzt, Rettungsdienst oder im Schockraum kann dir das SAMPLE-Schema helfen (► Anamnese).

Beim Schichtwechsel heißt es normalerweise: »Möchtest du dich übergeben?« Dann beginnt eine andere Form von Flüsterpost: Ein Arzt erzählt dir das, an was er sich nach 8 Stunden Wahnsinn noch erinnern kann. Von dem Bisschen, was bei dir hängen bleibt, erzählst du dem nächsten die Geschichte weiter. Die Lücken füllst du mit Laborwerten und Verdachtsdiagnosen. So wird aus »Verdacht auf« ein »Zustand nach«. Den Rest kannst du hinzufügen oder weglassen. Hauptsache, dein Name steht nicht unter dem Brief.

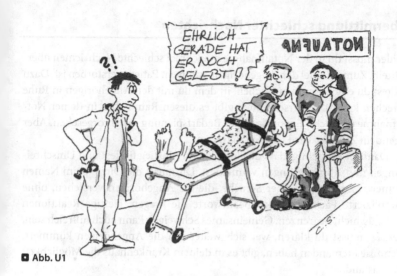

□ Abb. U1

Während der Übergabe gibt es drei Rückfragen von der Pflege, die du alle pflichtbewusst beantwortest. Du willst es dir ja mit niemand verscherzen. Dann rufen noch zwei Angehörige an, dein Handy klingelt, und nebenbei musst du noch einen Notfall versorgen. Der Kollege muss nach Hause, und du musst jetzt endlich anfangen. Draußen warten zwanzig Patienten, und du bist mal wieder allein, weil alle anderen im Urlaub oder in einer wichtigen Besprechung sind.

Tipps für die Übergabe

- Um unnötige Fehler zu vermeiden, solltest du dir für die Übergabe Zeit nehmen.

- Nimm dir ein Beispiel an der Pflege. Die lassen niemanden rein zum Schichtwechsel. Und wenn es doch jemand wagt, dann schauen sie ihn so böse an, dass sich der Störenfried am liebsten in einem Blasenkatheter verkriechen möchte. Warum kannst du es nicht genauso machen? Wenn es sein muss, übe den »bösen Pflege-Blick« vor dem Spiegel.

- Mach dir Notizen und schau dir zusammen mit deinem Kollegen noch einmal die Laborwerte, die Medikamente und die Befunde an. Ergibt die Geschichte einen Sinn? Oder müsst ihr den Fall noch einmal aufrollen?

Übermittlung schlechter Nachrichten

Leider musst du in der Notaufnahme manchmal schlechte Nachrichten übermitteln. Zum Beispiel den Angehörigen, wenn ein Patient verstorben ist. Dazu solltest du einen Raum aufsuchen, in dem du mit den Angehörigen in Ruhe sprechen kannst. Wahrscheinlich gibt es diesen Raum aber in deiner Notaufnahme gar nicht. Er wurde in der Bedarfsplanung nicht vorgesehen. Aber irgendein Zimmer wird sich schon finden…

Dann ist es wichtig, dass du einen klaren Einstieg findest und Umschreibungen und Abmilderungen vermeidest. Du musst die Dinge beim Namen nennen, und zwar in einer Sprache, die die Angehörigen verstehen, ohne komplizierte Fachausdrücke. Beantworte die Fragen. Heftige Reaktionen musst du nicht begrenzen. Gemeinsames Schweigen kann auch hilfreich sein. Danach musst du klären, wer sich weiter um die Angehörigen kümmert. Wenn sie niemanden haben, gibt es in deinem Krankenhaus die Möglichkeit für Beistand.

Übernahmeverschulden

Du schuldest deinem Patienten eine fachgerechte, mit Sorgfalt ausgeführte Behandlung. Übernimmst du trotz unzureichender Fähigkeiten, fehlender apparativer Ausstattung oder körperlicher Unfähigkeit eine Behandlung, dann kann das ein Übernahmeverschulden sein. Juristisch bleibt es eine Einzelfallentscheidung. Aber überlege dir gut, ob du immer jeden Patienten aufnehmen kannst. Auch wenn das von der Klinikleitung so gewünscht wird. Wenn du keinen Monitor oder keine Beatmungsmaschine mehr zur Verfügung hast, dann fehlt dir die apparative Ausstattung. Wenn du noch zwanzig andere kranke Menschen versorgen musst, dann kannst du Nummer 21 vielleicht nicht mit der angebrachten Sorgfalt behandeln. Und wenn du glaubst, etwas übersteigt deinen Kompetenzbereich, dann kannst du deine Behandlung möglicherweise nicht fachgerecht ausführen.

Deshalb hol dir frühzeitig Hilfe oder weise deinen Ober- oder Chefarzt auf die Situation hin. Das Ganze gut dokumentieren. Im Notfall musst du immer eine Primärversorgung durchführen. Danach kannst du deinen Patienten immer noch in ein anderes Notfallzentrum verlegen.

Überwachungsstation

Gibt es in deiner Notaufnahme eine Überwachungsstation? Dann ist das »Gomer City«. Jeder Durchfall wird hier isoliert. Jeder MRSA-Patient sowieso. Und wer hat Durchfall *und* MRSA?

Dort liegen sie dann, bis ein Bett für sie gefunden wird. Gefühlte Wochen. Bis dahin gibt es Frühstück ohne Butter oder Brötchen – beides wurde schon vom Notaufnahmepersonal verspeist. Das ist der Preis für den erhöhten Pflegeaufwand. Außerdem steigt dein Kalorienverbrauch allein schon davon, dass du ständig Kittel und Mundschutz an- und ausziehen musst.

Zu den Pflegefällen kommen natürlich die Patienten mit Brustschmerzen, die auf ihre Troponinkontrolle warten. Die sind angenehm für dich, denn meistens hast du bis auf die Blutentnahme nicht viel zu tun. Deshalb solltest du versuchen, deine Überwachungsstation vollständig mit »Troponinisten« zu belegen.

Dann gibt es noch die Patienten, die irgendwie ziemlich krank sind und für die es aber leider noch kein Bett auf der Überwachungs- oder Intensivstation gibt. Keiner weiß so recht, was sie haben, und jeder hofft, dass sie so schnell wie möglich verlegt werden können. Leider hast du keine Zeit, dich um sie zu kümmern, denn nebenbei musst du die Notaufnahme am Laufen halten.

Auf der Überwachungsstation ist die Gefahr groß, etwas zu übersehen. Wenn du allein bist, kannst du solche Patienten eigentlich nicht ausreichend versorgen. Du übergibst du sie am besten deinem Oberarzt, verlegst sie oder nimmst sie gar nicht erst an. Aber das ist Wunschdenken. In der Realität kopiert jeder den armseligen Arztbrief des Vorgängers und hofft, dass er nicht zuletzt mit dem eigenen Namen unterschrieben ist.

Nachts verwandelt sich Gomer City in eine große Ausnüchterungszelle, in der fröhliche Zecher ihren Rausch ausschlafen. Manche reißen sich die Überwachungskabel herunter und randalieren. Andere schlafen einfach tief und fest und verlangen am Morgen nach Kaffee. Sie wundern sich über den hohen Promillewert und gehen dann nach Hause. Das würdest du auch gerne tun, aber dein Dienst hat gerade erst begonnen. Du verlangst ebenso nach Kaffee und versuchst, Gomer City so schnell wie möglich leer zu bekommen. Denn die nächsten Patienten sind schon da...

Hier muss angemerkt werden, dass Überwachungsstationen in den Notaufnahmen, häufig AST genannt (neudeutsch: »clinical decision unit«), oft wegen Personalmangels geschlossen sind. Alle sind sich einig, dass das sehr schlimm ist. Es ist auch nur vorübergehend. Jaja ...

Unterärzte

Wenn es Oberärzte gibt, warum gibt es dann keine Unterärzte? Es klingt halt nicht so gut. Stell dir vor, du begrüßt deine Patienten mit: »Guten Tag, ich bin der Unterarzt. Was kann ich für Sie tun?« Oder: »Ich bin Unterarzt, lassen Sie mich durch.« Niemand würde nach dem Unterarzt verlangen. Auch nicht in der Notaufnahme. Aber warum eigentlich nicht? Kürzere Wartezeiten, weniger Untersuchungen. Und wenn es schwierig wird, kann der Unter immer noch den Ober fragen. Assistenzarzt klingt ja nicht viel besser. Der erste Schritt gegen Krankenhaushierachien: Abschaffen der Ärzte-Klassengesellschaft! Es gibt nur noch »den Arzt«. Zumindest bis du selbst Oberarzt bist.

Noch schlimmer als Assistenzarzt: der Weiterbildungsassistent. Wer weiß überhaupt, was das ist? »Guten Tag, ich bin Dr. Meier, Ihr Weiterbildungsassistent.« Bitte was? »Entschuldigen Sie, Weiterbildungsassistent-Assistenzarzt.«

Da würdest du doch auch umgehend den Oberarzt verlangen!

Unternehmensberatung

Mit der Butter fängt es an. Jeder Patient bekommt nur noch ein Stückchen. Was bleibt für dich? Trockenes Brot. Ist es den Patienten schon aufgefallen, dass es kaum noch Butter zum Frühstück gibt? Ärzte klauen sie von den Tabletts und schmieren sie sich heimlich auf ihre Brötchen. Das ist die deutsche Form von Protest gegen Personalabbau und Mehrarbeit. Wir lassen uns die Butter nicht vom Brot nehmen!

Aber was siehst du, wenn du morgens in dein Brötchen beißt und aus dem Fenster blickst? Sind die schwarzen ▶ Limousinen von der Unternehmensberatung? Sie parken vor der Notaufnahme im absoluten Halteverbot. Nahezu unbemerkt gelangen die Berater durch die Notaufnahme in die geheimen Besprechungsräume. Oder sie lassen sich mit Rettungshubschraubern einfliegen. Dann sitzen sie in abhörsicheren Räumen und planen ihren nächsten Schritt: Personal einsparen. Aber das funktioniert nicht. Es bringt nichts, beliebig Stellen zu streichen, um dann mehr Umsatz zu erwarten. Die Patienten müssen länger warten, und sie sind noch genauso krank. Du bist noch gestresster, weil du jetzt nur noch allein bist im Dienst. Du wirst nicht eingearbeitet. Und wenn du mal krank bist, ruft dein Chef nur: »Katastrophe«. Denn auf Urlaub, Krankheit und ▶ Einarbeitung ist der Stellenplan nicht mehr ausgerichtet. Ethikomitees werden abgeschafft, Stellen gekürzt, Verträge nicht verlängert. Trotzdem muss alles schneller gehen, effizienter werden. Aber ein Krankenhaus ist keine Bank, und ein Patient ist nicht nur Kunde, sondern erst mal krank.

Und du erwartest trotzdem die gleiche Leistung von dir? Du bist ja so was von deutsch! Der Pilot würde doch auch nicht ohne den Kopiloten fliegen. Und wenn dir ein Fehler passiert, bist du verantwortlich. Und dir *wird* ein Fehler passieren. Denn nebenbei musst du noch den ganzen Bürokram übernehmen. Am Ende des Jahres hat das Krankenhaus drei Stellen gespart. Das kann sich die Unternehmensberatung auf ihre Fahnen schreiben und drei neue Limousinen kaufen. Aber kapieren die denn nicht, dass am Ende weniger Geld dabei herauskommt, wenn du Leistungen nicht verschlüsselst, weil du dazu keine Zeit hast? Dass du mit mehr Personal mehr Patienten besser behandeln könntest? Doch am Ende zählt nur, wie viele Stellen abgebaut wurden.

Was kannst du tun? Wie immer: Am besten, du holst dir erst mal einen Kaffee. Dazu nimmst du dir ein Brötchen und bestreichst es dick mit Butter. Dann kümmerst du dich um deine Patienten. Der Rest kommt später. Nichts kann dich aus der Ruhe bringen.

Urin-Stix

Fragt dein Chef auch jeden Morgen: »Wie war der Urin?« Damit meint er nicht deine Morgentoilette. Es ist einfach ein Gesetz. Wenn sich ein Chef nicht nach den Elektrolyten oder der digital-rektalen Untersuchung erkundigt, fragt er nach dem Urin. Die Uringewinnung in der Notaufnahme geht so: Du ordnest einen Urin-Stix an. Die Schwester ist genervt. »Warum braucht hier jeder einen Urin?« Du verweist auf den Chef, erzeugst Solidarität durch das gemeinsame Feindbild. Die Schwester verlässt kopfschüttelnd den Raum. Du schüttelst solidarisch deinen Kopf mit.

Hat der Patient kein Wasser gelassen? Anordnung vergessen? Übersehen? Am nächsten Morgen gibt es keinen Urin.

»Wie war der Urin?«, fragt der Chef. Zwei Antworten sind möglich. Die komplizierte: »Ich habe es der Schwester hundertmal gesagt.« Die unkomplizierte: »Der Urin war unauffällig.«

Urlaub und Urlaubsbesprechung

Da gibt es den Jahresurlaub. Du kannst ihn so eintragen, dass du mit allen Brückentagen auf viele freie Tage kommst. Und da gibt es die Notaufnahme. Und die sagt: Vergiss es. Du kannst froh sein, wenn du deine Urlaubstage nicht alle einzeln nehmen musst. Das Problem mit dem Urlaub ist, dass es einfach immer zu wenig Leute gibt. Außerdem wollen die wenigen Leute alle zur gleichen Zeit in den Urlaub fahren. Und dafür gibt es die Urlaubsbesprechung.

Zieh dich vorher warm an: Es werden Tränen fließen, neue Feindschaften entstehen und Freundschaften zerbrechen. Überlege dir genau, was du willst. Wenn du sagst: »Mir ist es eigentlich egal« oder »Es wäre super, wenn…«, hast du schon verloren. Stelle Maximalforderungen. Von denen kannst du dann immer noch großmütig abrücken. Aber wenn du nicht alleinerziehend bist oder nicht einmal Kinder hast, kannst du es sowieso vergessen. Frag dich lieber, ob es Sinn macht, als Single in den Schulferien nach Italien zu fahren. Die Notaufnahme ist bestimmt stressig genug. Lieber im Februar nach Thailand fliegen. Das entzerrt die Urlaubsbesprechung, und du startest braungebrannt in den Schichtdienst.

Ein bereits gebuchter Flug ist ein Argument, aber keine Entscheidung. Der Schuss kann nach hinten losgehen. Kompromisse machen das Arbeitsleben erträglicher. Vielleicht brauchst du selbst auch mal Unterstützung und kannst jemandem einen Gefallen tun. Auch in der Notaufnahme.

Urologen

Urologen sind wichtig. Denn prinzipiell besitzen sie einen hohen Aufnahmefaktor. Vorausgesetzt dein Haus verfügt über eine urologische Abteilung. Dann ist jeder gezogene Blasenkatheter urologisch. Und wer zieht sich einen Katheter? Dann unbedingt einen Urin-Stix veranlassen. Mit einem Harnwegsinfekt wird es noch urologischer. Bei gewissen Patientengruppen ist jeder Urin »bunt«. Und wenn du sonografisch noch einen Harnstau feststellen kannst, dann gibt es urologisch kein Halten mehr. »Rück das Bett raus, Urologe!«

Der Fachmann für Geschlechtserkrankungen könnte, nachdem er den Katheter wieder gelegt hat, einfach eine von den zwanzig anderen Diagnosen auswählen, zum Beispiel die neurologischen, und bouncen. Denn es könnte immer ein Schlaganfall gewesen sein. Aber er ist freundlich und hilfsbereit und nimmt den Patienten mit. Du möchtest ihm zurufen: »Danke, dass es dich gibt!«

Der andere Anteil an Patienten, den Urologen in Notaufnahmen zu versorgen haben, sind vor allem Nierenkoliken. Außerdem Erkrankungen wie »Brennen an den Genitalien nach Chiligenuss«. Auch Urologie kann faszinieren.

☞ Urtikaria

Der junge Mann sitzt vor dir und kratzt sich hektisch am Bauch. Sein ganzer Körper ist übersät mit rötlichen Quaddeln. Er nimmt keine Medikamente, er kann sich nicht erinnern, von irgendeinem Insekt gestochen worden zu sein, Allergien sind keine bekannt. Vor einer Stunde hat er eine Pizza mit Meeresfrüchten gegessen. Jetzt fällt dir auf, dass seine Lippen und seine Zunge geschwollen sind. Er klagt über ein Engegefühl im Hals.

»Willst du den Cocktail?«, fragt dich die Schwester. Sie hat schon eine Infusion mit Prednisolon und einem Antihistaminikum vorbereitet. Wie praktisch. Der Patient kommt an einen Monitor. Wegen des Quincke-Ödems, eines beginnenden Uvulaödems und einer bronchialen Obstruktion lässt du zusätzlich noch Adrenalin und Salbutamol vernebeln. Dein Patient bleibt kreislaufstabil. Nach einer Stunde geht es ihm schon deutlich besser. Trotzdem überwachst du ihn bis zum nächsten Tag.

Auf den Arztbrief schreibst du »Anaphylaxie« als Diagnose. Da bei Entlassung immer noch eine Urtikaria besteht, bekommt er für die nächsten Tage Prednisolon mit und wird sich bei seinem Hausarzt vorstellen. Du vermutest die Meeresfrüchte als Auslöser.

Die Urtikaria kann nicht nur durch Allergene, sondern auch durch physikalische Ursachen wie Wärme, Kälte, Licht und Druck ausgelöst werden. Manchmal findet sich auch keine Ursache, und die Quaddeln bilden sich nach einigen Wochen von selbst zurück.

V

M. C. Poetzsch, *Notaufnahme*,
DOI 10.1007/978-3-662-54096-1_24, © Springer-Verlag GmbH Deutschland 2017

Achter Monat

Eine Kollegin ist schwanger, ein anderer hat sich den Fuß gebrochen. Natürlich gibt es keinen Ersatz. Krankheit scheint hier nicht eingeplant zu sein. Dein Chef hat dich gefragt, ob du deinen Urlaub um einen Monat verschieben könntest. Du hattest ohnehin noch nichts vor, es war dir ganz recht. Mit deiner Freundin ist es gerade so schwierig, dass ihr euch im Moment beide keinen gemeinsamen Urlaub vorstellen könnt. Die letzte Woche habt ihr euch gar nicht gesehen. War es das? Du kommst aber gar nicht dazu, darüber nachzudenken. Denn der Dienstplan ist so ausgedünnt, dass du nur noch allein arbeitest, und das meistens im Spät- oder Nachtdienst.

Da du jetzt einer von den »Erfahrenen« bist, lässt man dich alles machen. Manchmal hast du Fragen, aber an wen sollst du dich wenden? Du bist stolz darauf, dass du das Meiste allein hinbekommst. Du triffst Entscheidungen. Bei der Pflege bist du beliebt, weil du schnell bist. Du schickst Patienten direkt auf Station oder nach Hause. Da gibt es keine Diskussionen mehr. Soll sich der Hausarzt drum kümmern. Du hast hier wirklich noch anderes zu tun. Manchmal denkst du, dass du roher bist als früher. Vielleicht hättest du dich sogar selbst unsympathisch gefunden. Aber dann schiebst du solche Gedanken beiseite, sie halten dich nur auf. Ständig musst du irgendwelche Leistungen und Diagnosen verschlüsseln. Dabei ist dir völlig egal, welche Fallpauschalen das Krankenhaus bekommt. Die könnten bestimmt mehr verdienen, wenn sie nicht ständig Stellen abbauen würden. Aber wenn es kein Personal gibt, das Patienten aufnehmen und versorgen kann, dann gibt es auch nicht mehr Geld. Und wenn Patienten nicht entlassen werden können, weil es nur einen Arzt für 40 Patienten gibt, dann gibt es keine Betten. Aber das ist nicht dein Problem.

Dein Problem liegt im Röntgenraum. Alle anderen Zimmer sind belegt. Die Frau sieht sehr schwer aus. Sie spricht nicht mit dir und scheint schlecht Luft zu bekommen. Du brauchst Blut. Sie hat keine Venen. »Viel Spaß«, ruft dir ein Pfleger zu. Dann machst du dich an die Arbeit…

Lernziele

In diesem Kapitel erhältst du wichtige Tipps für den richtigen Umgang mit Venenverweilkanülen und Vorfußentlastungsschuhen. Wenn du über Visiten und Verdachtsdiagnosen Bescheid weißt, kannst du von den Viszeralchirurgen nahtlos an die Verstopfung anknüpfen.

Venenverweilkanüle

Venenverweilkanülen gibt es in den Größen 24 G (gelb) bis 14 G (orange). Je größer die Zahl, desto kleiner die Kanüle. Blau ist für Kinder und Venen-Gomer, rosa für Weicheier. Du nimmst die grünen. Weiß oder grau ist für Anästhesisten und Poser. Orange für den Schockraum und deine Schwiegermutter. Venenverweilkanülen heißen überall anders. In Berlin sind es Flexülen, in München Braunülen. Außerdem werden sie noch als Viggos, Venflons und Venülen bezeichnet. Möglicherweise auch als Verweilüle, Kathetüle und im Notfall auch mal als Üle.

Verbandswechsel

Verbände müssen gewechselt werden, das ist klar. Ob die Notaufnahme dafür der richtige Ort ist? Wenn du für den nächsten Tag, an dem du keinen Dienst hast, zehn Patienten zum Verbandswechsel einbestellst, machst du dir keine Freunde. Für die Patienten gibt es wahrscheinlich auch Schöneres. Wenn sie Pech haben, warten sie nämlich einige Stunden auf den Wechsel ihrer inzwischen durchgebluteten Bandagen, weil vor ihnen noch zwei Schockräume gekommen sind. Aber vielleicht möchtest du die Wunde noch einmal sehen. Ansonsten gibt es auch Arztpraxen und am Wochenende Bereitschaftspraxen. Informiere dich, welche bei euch in der Nähe sind. Dann kannst du den Patienten diese Liste für Wundkontrollen, Verbandswechsel und andere Kontrollen aushändigen. Man wird es dir danken.

Verdacht auf (V. a.)

Ein »Verdacht auf« kann langweilige Diagnosen wie zum Beispiel »Kollaps« aufwerten. »Verdacht auf Kollaps«, das klingt gleich viel medizinischer. Und du verwendest die Formulierung natürlich, wenn du dir bei deiner Diagnose noch nicht sicher bist. »Verdacht auf ▶ Schlaz« zum Beispiel. Das ist unspezifisch und klingt sogar nach etwas.

Visite

Die Visite ist heilig. Aber ist sie auch immer sinnvoll? Vier Augen sehen mehr als zwei. Wie viel mehr sehen zwanzig? Morgens, 8 Uhr. Zehn Menschen in weißen Kitteln stehen um ein Bett herum. Einem fallen immer wieder die Augen zu. Das bist du. Du hast den Patienten vorgestellt, jetzt willst du nur noch nach Hause. Aber da gibt es noch viele Fragen. Wie war das Kalzium, was sagt der Urin? Leider interessieren dich die Antworten nicht mehr, denn du möchtest einfach nur noch schlafen. Eine zielgerichtete Besprechung in kleiner Runde, gerne. Aber jetzt hast du nur noch ein Ziel. Du willst dich gerade aus dem Zimmer schleichen, da sagt dein Chef: »Wir sehen uns dann in der Röntgenbesprechung.« Das Leben ist grausam.

Viszeralchirurgen

Chirurg ist nicht Chirurg. Die Viszeralchirurgen sind für die Gedärme zuständig. Sie kommen bei Verdacht auf Blinddarmentzündung und drücken auf dem Bauch herum. Dann sehen sie sich die Laborwerte an und suchen krampfhaft nach irgendwelchen Röntgenbildern. Schließlich besinnen sie sich wieder auf den Bauch und sagen: »Gut, den machen wir heute.« Hinterher sieht man mehr. Oder: »Wo soll ich da jetzt reinschneiden?« Dazwischen gibt

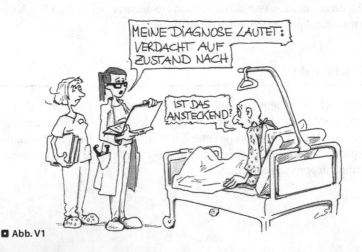

□ Abb. V1

es nichts, und dieser Logik kann sich niemand entziehen. Deshalb eignen sich die Gedärmchirurgen nicht besonders zum Turfen. Das ist schade. Denn wer hat Verstopfung? Prinzipiell könntest du alle »Bäuche« auf die Chirurgie turfen. Aber dann heißt es: »Wo soll ich da jetzt reinschneiden?« Da bleibt dir nur noch das neurologische Konsil.

Vorfußentlastungsschuh

Du sitzt im Untersuchungszimmer und hast ausnahmsweise mal nichts zu tun. Da humpelt ein junger Mann herein. Er wirkt total gehetzt und verlangt keuchend nach einem Rezept für einen Vorfußentlastungsschuh.

Was machst du? Wirst du ihm das Rezept ausstellen oder fragst du ihn, was passiert ist?

Er erzählt, dass er sich so sehr geärgert hat in der Arbeit, dass er mit dem rechten Fuß gegen die Wand getreten hat. Jetzt hat er Schmerzen und kann nicht mehr auftreten. »Manchmal habe ich mich einfach nicht unter Kontrolle.« Du forderst ein Röntgenbild an. Als er vom Röntgen zurück ist, unterhaltet ihr euch. »Warum haben Sie sich so geärgert?« Er arbeitet in einer Möbelfirma. Bei der Arbeit ist ihm ein Mitarbeiter aus Versehen mit dem Palettenwagen gegen den linken Unterschenkel gefahren. »Und das hat Sie so geärgert, dass Sie mit dem rechten Fuß gegen die Wand getreten haben?« Der gleiche Mitarbeiter hatte ihm ein paar Stunden davor eine schwere Eisenstange auf den Kopf geschlagen. Aus Versehen. Es habe so weh getan, dass er eine Stunde wie benommen gewesen war. Danach war ihm schlecht, und er hatte Kopfschmerzen. »Aber Sie haben weitergearbeitet?« Er arbeitet schwarz in dem Betrieb, außerdem hat ihm seine Freundin den Job verschafft, und er fühlt sich ihr verpflichtet. »Aber warum hat Ihnen Ihre Freundin diesen Job verschafft?« Er hatte den Job verloren, der ihm Spaß gemacht hatte. »Aber warum?« Er weiß es nicht, aber er musste von zu Hause ausziehen und brauchte Geld. »Warum mussten Sie ausziehen?« Seine Mutter war schwerkrank gewesen, und jetzt wollte sie ihre Ruhe haben. »Aber warum brauchte sie ihre Ruhe?« Er hatte schon zu Hause Sachen zerschlagen. »Warum das?« Er weiß es nicht. Aber sein Vater ist genauso gewesen. Er muss es ihm wohl vererbt haben. Und deshalb will er zum Psychologen gehen.

Du erkennst: Sein Fuß ist ein psychologisches Problem. Denn wenn er nicht immer diese Wutanfälle hätte, die ihm sein Vater »vererbt« hat, dann hätte er nicht von zu Hause ausziehen müssen, weil seine Mutter dann nach der Erkrankung keine Erholung gebraucht hätte, und dann hätte er nicht den Job annehmen müssen, den ihm seine Freundin verschafft hatte, in dem er schwarz arbeiten musste und eigentlich gar nicht arbeiten wollte. Und hätte er nicht in dem Job gearbeitet, hätte ihm der andere Mitarbeiter auch nicht aus Versehen mit der Eisenstange auf den Kopf geschlagen, und dann wäre der ihm auch nicht noch am gleichen Tag mit dem Palettenwagen an den linken Unterschenkel gefahren, woraufhin der Patient mit dem rechten Fuß aus Wut gegen die Wand trat.

Mittlerweile kommt der Befund vom Röntgen: Der Fuß ist gebrochen.

Was wirst du jetzt tun? Willst du ihn krankschreiben und ihm eine Rezept für einen Vorfußentlastungsschuh ausstellen? Aber dann kann er nicht arbeiten, und dann wird er depressiv, und seine Freundin ist sauer, weil er den Job nicht mehr machen kann, den sie ihm verschafft hat, und sie trennt sich von ihm, und er verliert den Job und die Freundin. Und alles nur wegen des Vorfußentlastungsschuhs?

Du bist ganz verwirrt und erbittest dir einen Moment Bedenkzeit. Dann stellst du das Rezept aus und gehst kopfschüttelnd wieder an die Arbeit.

☞ Verstopfung

Wenn du weniger als 3-mal in der Woche aufs Klo gehst, dann gehörst du vielleicht schon zu den vielen, die unter chronischer Obstipation leiden. Wenn du dann noch viel im Bett liegst und wenig trinkst, kann sich dein Stuhl im Dickdarm stauen, dann ist das eine Koprostase. Das kann ziemlich weh tun und betrifft natürlich nicht nur Patienten in Pflegeheimen. Allerdings hast du den Eindruck, dass es hier eine Häufung dieser Diagnosen gibt. Gegen Verstopfung und Koprostase gibt es Abführmittel, Prokinetika und Einläufe. Auch eine manuelle Ausräumung wäre zum Beispiel im Pflegeheim möglich gewesen. Aber das ist jetzt nicht dein Problem. Vielleicht ist ja sogar eine OP notwendig.

Nach der Anamnese führst du zunächst einmal eine körperliche Untersuchung durch. Möglicherweise kannst du schon einen Kotstein tasten. Manuell ausräumen macht keinen Spaß, aber es hilft. Differenzialdiagnostisch musst du natürlich ein akutes Abdomen, insbesondere einen Ileus ausschließen. Dann helfen dir ein Röntgen-Abdomen und ein Sono vom Bauch weiter. Jetzt bist du aber bereits gefährlich nah an der stationären Aufnahme dran. Die Pflege regt sich ohnehin schon über dich auf. Das dauert viel zu lange, das können die doch alles auf der Station machen. Dein Einwand, dass es keine Betten gibt, wird überhört. Außerdem möchtest du den Patienten gern ins Pflegeheim zurückverlegen. Falls es sich um eine chronische Verstopfung handelt, wünschst du dir, dass dein Patient dafür nicht 3 Tage im Krankenhaus behandelt werden muss. Du siehst es schon kommen: Wechsel der gewohnten Umgebung, Verwirrung, nächtlicher Sturz aus dem Bett, Oberschenkelhalsfraktur, Pneumonie… Aber du kannst nichts dafür, dass das Pflegeheim überlastet ist, weil eine Teilzeitkraft nachts für 50 Pflegebedürftige zuständig ist. Einen Hausarzt scheint es auch nicht zu geben. Und wenn du bereits ein Labor mit abgenommen hast, ist es sowieso zu spät. Außerdem hat dein Patient Schmerzen. Dann gibt es da noch andere mögliche Ursachen wie diverse neurologische Erkrankungen, Medikamentennebenwirkungen, ein kolorektales Karzinom, endokrinologische Erkrankungen…

Die vermeintlich harmlose Diagnose Obstipation sollte also nicht zu Leichtfertigkeit verleiten. Wenn doch, dann bleibt dir immer noch die Alternative: Einlauf anordnen, Transport bestellen und zurückverlegen, noch bevor die Sonne untergeht. Es kann sein, dass du manchmal deinem Patienten damit einen Gefallen tust.

❗ Cave

Die Notaufnahmen sind nicht nicht auf den Massenanfall an Verstopfung ausgerichtet. Meistens gibt es zu wenig Toiletten.

Du machst dir auch keine Freunde beim Pflegeteam, wenn du anfängst, großflächig Abführmaßnahmen in der Notaufnahme durchzuführen. Für alle ist es besser, wenn der Patient den Einlauf zu Hause selbst vornimmt. Zum besseren Verständnis Ich-Botschaften aussenden: »Ich würde das nicht in der Toilette der Notaufnahme durchführen wollen.«

W

M. C. Poetzsch, *Notaufnahme*,
DOI 10.1007/978-3-662-54096-1_25, © Springer-Verlag GmbH Deutschland 2017

Neunter Monat

Irgendwann geht auch die schlimmste Zeit vorbei. Und so bringst du diesen Monat hinter dich. Immerhin gibt es jetzt eine neue Kollegin zur Unterstützung. Allerdings wird sie noch offiziell eingearbeitet. Das heißt, sie ist jetzt im Dienstplan eingeteilt. Ihre Fragen richtet sie an dich. Dir fällt auf, dass deine Antworten mittlerweile sehr zynisch ausfallen. Sie scheint sich nicht daran zu stören und lacht über deine Scherze. Manchmal kannst du selber kaum noch darüber lachen. Da sie diesen Monat noch keine Nachtdienste übernehmen kann, fällt das auf dich zurück.

Bald hast du eine Woche Urlaub. Du hast noch keine Pläne. Wahrscheinlich wirst du erst einmal 3 Tage am Stück schlafen. Deine Freundin hat vorgeschlagen, dass ihr ein paar Tage in die Berge fahrt. Du hast keine Lust, aber eigentlich hast du auf gar nichts mehr Lust. Als du deiner neuen Kollegin gerade erklärst, wie sie am besten ihre Patienten loswird, läuft ein Pfleger herein: »Schnell! Der in Raum 2 bekommt keine Luft. Sieht so aus, als müssten wir gleich intubieren!« Die neue Ärztin sieht dich mit großen Augen an. Dir wird klar, dass du jetzt die Entscheidungen treffen musst. Ihr lauft los…

Lernziele

Nach diesem Kapitel darfst du legal im Internet surfen. Außerdem geht es um das Thema Warten: Warten in der Notaufnahme, Warten auf Weihnachten, die Geschenke und den Nachtdienst am Heiligen Abend. Daneben beschäftigst du dich noch mit Wunden und ein bisschen mit der Lungenembolie.

Warten

Neuer Rekord: Über 5 Stunden Wartezeit! Manche Patienten bringen keine Geduld mit. Zum Glück lassen sie ihre Wut im Wartebereich an der Pflege aus. Du kannst dich auch nicht verdoppeln – oder besser verzehnfachen. Wenn es sehr voll ist, solltest du es trotzdem vermeiden, im Wartebereich gesehen zu werden. Falls du dorthin gehen musst, am besten das Stethoskop verstecken, sonst wirst du gleich als Arzt erkannt und mit Fragen bestürmt: »Herr Doktor, warum dauert es so lange?« Haben Sie etwas für meine Schmerzen?« Lieber zurück ins Untersuchungszimmer und sich Stück für Stück durch das Chaos durcharbeiten. Trotzdem auf die Warteliste achten und notfalls einen Patienten selbst holen. Vorher mit der Pflege absprechen, um unnötigen Stress zu vermeiden.

Wenn sich die Patienten bei dir über die langen Wartezeiten aufregen, gib ihnen Recht. Weise auf die Personalkürzungen hin und empfehle ihnen, einen Brief an die Klinikleitung zu schreiben. Du hast die Stellen nicht reduziert. Und du kannst auch nichts dafür, dass sich heute alle Patienten mit Rückenschmerzen abgesprochen haben, um die Notaufnahme aufzusuchen.

Weihnachten

Die gute Nachricht ist: Wenn du Weihnachten in der Notaufnahme arbeitest, bekommst du vielleicht zusätzliche Geschenke. Einen Kuchen oder ein Glas Marmelade. Was du aber nicht bekommst: mehr Geld. Man kann nicht alles haben im Leben. Manche Kollegen arbeiten freiwillig an Weihnachten, so müssen sie keine Weihnachtslieder in Kaufhäusern ertragen, wenn sie noch versuchen, die letzten Geschenke zu kaufen. Sie müssen auch nicht »Stille Nacht« unter dem Weihnachtsbaum singen. Dafür dürfen sie versuchte Suizide und Alkoholintoxikationen behandeln.

Was man nicht alles tut, um sich Glühwein und »Jingle Bells« zu ersparen.

Wells-Score

Bestimme das D-Dimer nur, wenn du wirklich einen begründeten Verdacht auf eine Lungenembolie hast oder sie auf jeden Fall ausschließen möchtest. Sonst schaffst du dir nur Probleme. Bestimme lieber den Wells-Score (◘ Tab. W1). Er ist ein Maß für die Wahrscheinlichkeit einer Lungenembolie. Führe wie immer eine anständige körperliche Untersuchung durch. Danach kannst du den Score erheben und z. B. in deinem Brief schreiben: »Klinisch kein Anhalt für Thrombose. Wells-Score 0.«

Bei weniger als 2 Punkten gilt eine Lungenembolie als gering wahrscheinlich, bei 2–6 Punkten liegt eine mittlere und bei mehr als 6 Punkten eine hohe Wahrscheinlichkeit vor. Wenn du sichergehen willst, nimmst du D-Dimere ab oder machst gleich ein CT-Thorax, denn der Wells-Score ersetzt natürlich kein CT. Aber manchmal möchtest du vielleicht einen Patienten einfach wieder nach Hause schicken.

◻ **Tab. W1** Kriterien für die Ermittlung des Wells-Scores bei Verdacht auf Lungen-arterienembolie

Merkmal	Punktzahl
Klinische Zeichen für Beinvenenthrombose?	3 Punkte
Andere Diagnosen unwahrscheinlich?	3 Punkte
Herzfrequenz > 100	1,5 Punkte
Immobilisation > 3 Tage oder OP vor weniger als 4 Wochen	1,5 Punkte
Z. n. Lungenarterienembolie (LAE) oder tiefer Beinvenenthrombose	1,5 Punkte
Hämoptysen	1 Punkt
Neoplasie	1 Punkt

Der Wells-Score hat auch die Funktion, die Wahrscheinlichkeit einer tiefen Beinvenenthrombose (TVT) zu beurteilen (◻ Tab. W2).

◻ **Tab. W2** Kriterien zur Ermittlung des Wells-Score bei Verdacht auf TVT

Merkmal	Punktzahl
Neoplasie	1 Punkt
Umfangsdifferenz des Unterschenkels (> 3 cm, 10 cm unterhalb der Tuberositas tibiae)	1 Punkt
erweiterte oberflächliche Kollateralvenen auf der betroffenen Seite (keine Varizen)	1 Punkt
eindrückbares Ödem auf der betroffenen Seite	1 Punkt
Schwellung des gesamten Beins	1 Punkt
lokalisierte Schmerzen im Bein entlang der Venen	1 Punkt
Paralyse, Parese oder Immobilisation der unteren Extremitäten	1 Punkt
Bettruhe > 3 Tage oder größere OP in den letzten 12 Wochen	1 Punkt
Zustand nach TVT	1 Punkt
Andere Diagnosen genauso wahrscheinlich	–2 Punkte
Auswertung: < 1 Punkt: geringe Wahrscheinlichkeit 1–2 Punkte: mittlere Wahrscheinlichkeit > 2 Punkte: hohe Wahrscheinlichkeit	

Wundverband, steriler

Manche Patienten schneiden sich in den Finger und brauchen eigentlich nur ein Pflaster. Was willst du dann schreiben? »Schnittwunde Finger. Therapie: Pflaster.« Lieber: »Anlage eines sterilen Wundverbandes«. Damit muss sich keiner blöd vorkommen.

☞ Wunde

Die Katze hat sich unter dem Schrank verkrochen. Sie ist noch sehr klein und ängstlich. Als die junge Frau sie darunter hervorholen will, kommt es zu einem schrecklichen Unfall: Die Katze kratzt sie und ihren Freund, der ihr dabei helfen will, in den Arm. Sie verständigen den Rettungsdienst, und der bringt sie zur Wundversorgung umgehend in die Notaufnahme. Du siehst: zwei Arme, zwei Kratzer. Unter Beachtung aller diplomatischen Spielregeln säuberst du sorgfältig die oberflächlichen Wunden und legst einen ► sterilen Wundverband an. Du überprüfst den Impfschutz, dann gehst du weit weg.

In der Notaufnahme hast du es am häufigsten mit akuten mechanischen Wunden zu tun. Darunter Schnitt- und Stichwunden, Quetsch-, Platz-, Riss-, Schürf-, Kratz-, Biss- und Schusswunden. Außerdem gibt es thermische Wunden wie Erfrierungen und Verbrennungen sowie chemische und strahlenbedingte Wunden. Ulkus und Dekubitus sind chronische Wunden.

Eine unkomplizierte Wunde, die nicht älter als 6–8 Stunden und keine Schuss- oder Bisswunde ist, kannst du nähen. Eine trockene Wundversorgung kannst du bei primär heilenden und genähten Wunden anwenden. Bei sekundär heilenden und chronischen Problemwunden führst du eine feuchte Wundbehandlung durch. Bei jeder Wunde solltest du Durchblutung, Motorik und Sensibilität überprüfen und sie gegebenenfalls nach Fremdkörpern absuchen. Die Zeichen für eine Wundinfektion sind dir wahrscheinlich bekannt: Calor, Rubor, Dolor, Tumor, Pus. In diesem Fall musst du die Wunde eröffnen und eine offene Wundbehandlung durchführen. Hole im Zweifel immer den Chirurgen hinzu.

X

M. C. Poetzsch, *Notaufnahme*,
DOI 10.1007/978-3-662-54096-1_26, © Springer-Verlag GmbH Deutschland 2017

Zehnter Monat

Du kannst es gar nicht glauben, aber deine Zeit in der Notaufnahme neigt sich langsam dem Ende zu. Außer du verlängerst noch einmal. Dein Chef hat dich schon darauf angesprochen. Am Anfang hättest du ihn ausgelacht, aber nun scheint dir der Gedanke gar nicht so abwegig. Es ist zwar sehr stressig, aber irgendwie macht es auch Spaß. Zum Glück musst du dich noch nicht entscheiden.

Du hattest ein paar Tage Urlaub mit deiner Freundin verbracht. Wider Erwarten hattet ihr eine schöne Zeit. Zunächst kam es dir so vor, als hätte man dich aus einer Höhle an die Sonne gezerrt. Aber dann hast du angefangen, wieder richtig durchzuatmen. Die Notaufnahme war weit weg.

Doch wieder in der Arbeit fühlt es sich so an, als hättest du nie frei gehabt. Aber um dir darüber Gedanken zu machen, bleibt zum Glück keine Zeit. Der nächste Patient liegt schon keuchend auf der Liege. Dabei erinnerst du dich an den letzten Notfall mit deiner Kollegin. Ihr wart in das Zimmer gerannt, und du dachtest immer nur: »Hoffentlich muss ich nicht intubieren.« Ihr saht einen ausgemergelten, relativ jungen Mann, der offensichtlich nach Luft rang. Er hatte schon eine Sauerstoffmaske über dem Gesicht und war nicht in der Lage, euch irgendetwas zu erzählen.

Aus einem alten Arztbrief konntest du erfahren, dass es sich um einen Patienten mit einer Leukämie handelte, der vor kurzem eine Chemotherapie erhalten hatte. »Wir versuchen es mit der NIV«, hattest du gesagt. Du konntest dich an eine Fortbildung über nichtinvasive Beatmung (NIV) erinnern. Nicht nur hyperkapnische COPD-Patienten oder dekompensierte Herzinsuffizienzen, sondern auch immunsupprimierte Patienten mit einer Pneumonie lassen sich oft sehr gut nichtinvasiv beatmen. Der Pfleger holte die Maschine und mit ein wenig Morphin funktionierte es einwandfrei. Im Röntgenbild habt ihr eine Pneumonie gesehen. Ihr habt ihn auf die Intensivstation verlegt, wo er sich rasch erholt hatte.

Jetzt siehst du die nächste Atemnot und weißt, was zu tun ist...

Lernziele

Du erfährst, dass es auch in der Notfallmedizin sehr wenige Wörter gibt, die mit X beginnen. Deshalb erfährst du etwas über die X-Zone, X-Beine und Nasentropfen.

X-te

Der X-te Patient mit Rückenschmerzen. X-mal hast du dieses Krankheitsbild schon x-fach behandelt. Trotzdem bleibst du freundlich und zeigst Verständnis. Für den Patienten handelt es sich wahrscheinlich nicht um das x-te Mal.

X-Beine

Das Genu valgum tritt unter anderem bei Knick-Senk-Füßen auf. Das kann dazu führen, dass betroffene Patienten mit Knie- oder Hüftschmerzen zu dir kommen. Außerdem gibt es noch X-Füße (Pes valgus) und X-Hüften (Coxa valga).

Xylometazolin

Xylometazolin befindet sich in Nasentropfen. Die Substanz führt zu einer Vasokonstriktion. Und das macht die Nase frei. Wenn ein Patient mit Schnupfen kommt, sagst du einfach: »Sie brauchen dringend Xylometazolin.« Dann verlässt du den Raum.

X-Zone

Bei der X-Zone, die auch als Zone X bzeichnet wird, handelt es sich um den Gewebebereich der Nebennierenrinde, in dem Androgenc als 17-Ketosteroide gebildet werden. Aha.

Y

M. C. Poetzsch, *Notaufnahme*,
DOI 10.1007/978-3-662-54096-1_27, © Springer-Verlag GmbH Deutschland 2017

Elfter Monat

Am Abend wollen sich ein paar Leute aus deiner Arbeit in einer Kneipe treffen. Du hast am nächsten Tag Spätdienst und könntest gleich nach der Arbeit mitgehen. Die Intensiv-Krankenschwester hat dich gefragt, ob du mitkommst. Die neue Kollegin wird natürlich auch dabei sein. Dein Arbeitskollege klopft dir auf die Schulter: »Heute geben wir Vollgas.« Dann zwinkert er dir zu. »Ich habe dir vorhin Yohimbin in den Kaffee geschüttet.« Du vermutest, dass es sich um ein Diuretikum handelt. Aber du kannst dir darüber jetzt nicht den Kopf zerrechen, denn zunächst mal musst du dich um einen akuten Myokardinfarkt mit ST-Hebungen kümmern. Als du zum Herzkatheter fahren willst, beginnt der Patient plötzlich zu krampfen. Auf dem Monitor erkennst du ein Kammerflimmern. »Defi!«, rufst du und schnappst dir die Paddles. »Alle weg!« Dann schockst du. Der Patient ist wieder im Sinusrhythmus. Ihr packt den Defi ein und rast in den Herzkatheter.

Lernziele

Mit dem Y verhält es sich ähnlich wie mit dem X. »Schnell! Drei Milligramm Ytterbium!« Das wirst du in der Notaufnahme genauso oft hören wie: »Schon wieder ein Yvin-Syndrom. Legt ihn zu den anderen.« YouTube – auch du kannst die neuen Medien für dich nutzen. Und dann gibt es noch Yohimbin, Yersinien und das »yellow nail syndrome«…

Yellow nail syndrome

Beim »yellow nail syndrome« handelt es sich tatsächlich um das Syndrom der gelben Fingernägel, eine seltene Erkrankung. Ursache unklar. Es kann außerdem zu Lymphödemen und Pleuraergüssen kommen. Das ist aber mehr etwas für *Dr. House* als für die Notaufnahme.

Yersinien

Die Yersininen, mit denen du es in der Notaufnahme zu tun hast, verursachen fieberhaften Durchfall (Yersinia enterocolitica) und sind meldepflichtig. Für dich heißt das vor allem: Patienten isolieren, Kittel an- und ausziehen. Stauschlauch vergessen? Noch einmal an- und ausziehen… das Übliche. Die fiesen Yersinien können sich sogar noch im Kühlschrank vermehren. Sie verursachen manchmal eine reaktive Arthritis oder ein Erythema nodosum. Antibiotika brauchst du normalerweise nicht. Yersininen sind übrigens auch die Auslöser der Pest (Yersinia perstis) – ihre Letalität beträgt unbehandelt 50%!

Yohimbin

Yohimbin wird aus der Rinde einer Pflanze mit langem lateinischem Namen gewonnen. Es erweitert unter anderem die Blutgefäße des Penis und erhöht die Erregbarkeit der spinalen Zentren der Genitalorgane. Du stehst gerade im Herzkatheter und verfluchst deinen Kollegen. Hat der Kaffee deshalb so bitter geschmeckt?

YouTube

Möglicherweise funktioniert YouTube auf den Rechnern in deinem Krankenhaus nicht. Angeblich aus Sicherheitsgründen, wahrscheinlicher ist aber, dass der Browser veraltet ist. Das ist schade. Auf YouTube kannst du nicht nur lustige Filme ansehen. Du kannst dir auch Videos von Untersuchungen und Eingriffen anschauen. Zum Beispiel Untersuchungen von Gelenken und der Wirbelsäule und das Prozedere bei einer Aszitespunktion oder einer Thoraxdrainage. Viele Videos sind auf Englisch. Vielleicht haben deutsche Ärzte einfach keine Lust oder Zeit mehr für Erklärungen. Aber auf Englisch klingt es ohnehin viel mehr nach *Emergency Room*.

Z

M. C. Poetzsch, *Notaufnahme*,
DOI 10.1007/978-3-662-54096-1_28, © Springer-Verlag GmbH Deutschland 2017

Ein Jahr

Du hast es geschafft. Ein Jahr Notaufnahme liegt hinter dir. Herzlichen Glückwunsch! Du bist ein Jahr älter geworden, du hast ein zusätzliches Jahr Erfahrung auf dem Buckel, und du hast eine anstrengende Zeit erfolgreich gemeistert. Dafür fetten »respect«!

Aber hast du auch für dich etwas gelernt?

»Alter, was hast du jetzt vor?« Dein Kollege hatte dich überredet, mit dem Notaufnahmeteam in die Kneipe mitzukommen. Ihr seid noch bei der ersten Runde. Aber irgendwie schmeckt alles falsch. Du hast versuchst, dich in eine Unterhaltung einzubringen, aber es rauschen nur Gesprächsfetzen an deinen Ohren vorbei. Plötzlich weißt du, was fehlt, und springst auf: »Ich muss los.« Dein Kollege ruft dir noch etwas hinterher, aber du hörst es nicht mehr. Du fängst einen enttäuschten Blick der Intensiv-Krankenschwester auf, dann bist du auch schon aus der Kneipe verschwunden.

Ist es das Yohimbin oder Yin und Yang? Auf jeden Fall weißt du plötzlich, was du willst. Du holst an der Tankstelle eine Rose und eine Flasche Sekt. Aber dein Sinn für das Unwesentliche spielt keine Rolle mehr, als du an der Tür deiner Freundin klingelst. Du fällst ihr in die Arme. Du hast das Gefühl, ein Jahr Notaufnahme fällt in einer Nacht von dir ab. Gomer, Isolationspatienten und »Zustand nach Wohnungseröffnung«. Die C2-Intoxikationen und gefühlte tausend exazerbierte COPDs. Der ganze Stress und Wahnsinn. In dieser Nacht kannst du es vergessen. Was danach kommt? Du weißt es nicht.

Lernziele

In diesem letzten Kapitel bekommst du Hintergrundinformationen zur Verschwörung der Zeiterfassungssysteme, zu Zecken, Zucker und Zwangseinweisungen. Es bleibt die Hoffnung, dass du nicht selbst eingewiesen wirst und dein Zynismus nur eine Form der Abwehr und keine Charaktereigenschaft ist. Am Ende ein Vorschlag für deinen persönlichen Zusammenbruch.

Zeckenbiss

»Vor 2 Stunden hat mich wahrscheinlich eine Zecke gebissen. Jetzt ist da eine rote Stelle. Habe ich Borreliose?«

Wenn es nicht 2 Uhr nachts wäre, dann würde es dich gar nicht so stören. Aber es ist Nacht, und da ist auch keine Zecke. Da ist nur ein kleiner, roter Fleck. Aber was soll's. Du weißt ja, dass du dich nicht besser fühlst, wenn du dich drüber aufregst. Also erklärst du, dass die so genannte Wanderröte (Erythema migrans) nach einem Zeckenstich zirka ab dem 5. Tag bis zu einem Monat auftritt. Vielleicht auch ein bisschen früher. Aber bestimmt nicht nach 2 Stunden. Es handelt sich wahrscheinlich um eine lokale Reaktion.

»Aber wir fahren bald in den Urlaub. Was machen wir, wenn ich dann Borreliose bekomme?« Geduldig suchst du im Internet ein Bild von einer klassischen Wanderröte und zeigst es deinem Patienten. »Dann müssen Sie den ganzen Urlaub über ein Antibiotikum nehmen. Und Sie dürfen dann nicht in die Sonne.« »Dann ist es wahrscheinlich keine Borreliose, oder?« »Nein Sie können beruhigt sein.« Dankbar schüttelt dir dein Patient die Hand und verlässt die Notaufnahme.

Da du jetzt wieder wach bist, liest du dir noch etwas über die Borreliose durch. In der Notaufnahme siehst du am häufigsten die Zecke selbst, entfernst sie mit der Pinzette und klärst die Patienten auf. Und nein, es gibt keine Impfung gegen Borreliose. Aber ein Tetanusimpfschutz sollte bestehen. Dann siehst du vielleicht das Frühstadium mit dem Erythema migrans. Das fortgeschrittene Stadium mit Arthralgien, Schmerzen und zum Beispiel einer Fazialisparese triffst du seltener an. Und das Spätstadium, in dem es unter anderem zu Lyme-Arthritis und Neuroborreliose kommt, dürfte dich in der Notaufnahme kaum beschäftigen. Außerdem stellst du fest, dass du jetzt doch ziemlich müde geworden bist und gehst ins Bett. Du versuchst nicht von Zecken und Hautausschlag zu träumen.

Zeiterfassungssystem

Wahrscheinlich handelt es sich beim Zeiterfassungssystem um eine Art künstliche Intelligenz. Der Computer fing plötzlich an, ein Eigenleben zu entwickeln. Seitdem übernimmt das System mehr und mehr die Kontrolle über alle Mitarbeiter. Bist du noch in der Lage, die komplizierten Zeiterfassungsnachweise zu verstehen? Hast du Einblick darüber, welche Stunden als Zeitausgleich angerechnet werden? Die programmierte Verwirrung. Wenn du zu früh kommst oder länger bleibst – dein Problem. Fülle einen Korrekturbeleg aus. Den bekommt dein Zeiterfassungsbeauftragter. Der leitet den Korrekturbeleg weiter, jemand unterschreibt, und dann geht es weiter an das zentrale Zeiterfassungssystem. Wer macht sich schon die Mühe wegen 10 Minuten? Kleinvieh macht auch Mist. Bei ein paar hundert Mitarbeitern kommt schon einiges zusammen im Jahr. Da würde sich auch ein Sparkassendirektor freuen.

Zimmer

In *Dr. House* heißt das Arztzimmer »Doctor's Lounge«. Darin befinden sich ein Kicker, ein Kühlschrank, eine Küche, mehrere bequeme Sessel und eine Klimaanlage. Wie sieht es in deinem Arztzimmer aus? Ein Schrankbett, eine kaputte Kaffeemaschine und Müll? Die Klimaanlage ist das Fenster. Dahinter der Raucherbereich. Im Schrank kannst du dich von den Strapazen der Nacht erholen. In Spanien gehen die Ärzte mittags zur Siesta in einen eigenen Ruheraum. Dort gibt es wenigstens einen Fernseher und Schlafsessel. Aber hier gehört das nicht zum Konzept.

Fordere auch du Siesta und Schlafsessel in allen deutschen Arztzimmern! Wenn man dich dann noch von sinnlosem Bürokram befreien würde, könntest du wieder anfangen, dir über Patienten Gedanken zu machen, mit Angehörigen zu sprechen und endlich mal entspannt Kicker zu spielen.

Zucker

Du wirst zu einem Notfall gerufen. Verdacht auf Schlaganfall. Die Patientin spricht verwaschen. Wie ist der Blutzucker? Unklare Bewusstlosigkeit: Zucker messen! Es wurden schon Patienten intubiert, bis endlich jemand den Zucker gemessen hat. Das Messgerät zeigt »Low«. Die Therapie ist einfach und wirkt schnell: Glukose.

Zustand nach (Z. n.)

»Zustand nach« ist wie »Verdacht auf« ein Diagnosengenerator. Zum Beispiel: »Zustand nach Darm-OP vor 5 Jahren.« Ein Faustschlag wird als »Zustand nach Faustschlag« ebenso zur Diagnose wie »Zustand nach Schlägerei« oder »Zustand nach eingeklemmtem Furz«. Für gewisse Zustände wie Raserei und Randalieren kannst du »Zustand« sogar als Diagnose verwenden: »Zustand nach Zustand«.

In der Verbindung mit »Verdacht auf« wird »Zustand nach« zur ultimativen Diagnose. Damit kannst sogar Jenseitiges beschreiben.

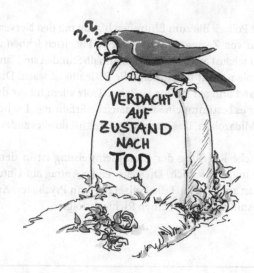

□ Abb. Z1

Zwangseinweisung

Der Notarzt bringt einen Krampfanfall. Bei Verdacht auf einen Status epilepticus hat die Patientin hohe Dosen sedierender Medikamente erhalten. Was
der Notarzt vor Ort nicht wissen kann: Die Patientin ist öfter wegen psycho-
gener Krampfanfälle im Krankenhaus. Der Neurologe ist sich sicher und ver-
zichtet ausnahmsweise mal auf ein Schädel-CT. Die Patientin ist agitiert, nicht
voll orientiert und möchte nach Hause. Midazolam hat eine Halbwertszeit von
ca. 2,5 Stunden.

Was machst du?

Du möchtest die Patientin noch 2 Stunden überwachen. Sie möchte nicht.
Erst mal geht sie auf der Toilette eine rauchen. Dann legt sie sich kurz hin.
Plötzlich springt sie auf und will sofort nach Hause. Ihr drückt sie auf das Bett.
Sie wehrt sich und schreit. Schließlich weint sie, zwischendurch erleidet sie
mehrere »Krampfanfälle«.

Glaubst du, sie kann allein nach Hause gehen?

Die Situation schaukelt sich immer weiter hoch. Sie schafft es, sich aus
dem Bauchgurt zu befreien und greift dich an. Einen Pfleger tritt sie mit dem
Bein in den Bauch.

Und jetzt?

Du rufst die Polizei. Bis zum Eintreffen bist du mit den Nerven fertig und stammelst etwas von Zwangseinweisung. Die Polizisten lehnen ab. Und sie haben recht. Du schaust auf die Uhr. Zweieinhalb Stunden sind längst vergangen, das Midazolam wirkt nicht mehr, die Patientin ist wach. Die Polizisten binden sie los und bringen sie zur U-Bahn. Trotz allem tut dir die Patientin leid. Für sie war es bestimmt eine traumatische Erfahrung. Du hoffst auf die Amnesie nach Midazolam. Das nächste Mal machst du alles anders. Du weißt nur nicht wie.

Die gesetzliche Regelung der Zwangseinweisung ist in den einzelnen Bundesländern unterschiedlich. Du stellst einen Antrag auf Unterbringung. Dann entscheidet zum Beispiel die Polizei oder ein Psychiater. Am nächsten Tag muss eine Anhörung durch einen Richter erfolgen.

Zyniker

Denkst du darüber nach, deine Zeit in der Notaufnahme zu verlängern? Vorsicht! Das kann zu Zynismus führen. Und das kann in Sarkasmus münden. Bei akutem Auftreten von Menschenhass solltest du dich beruflich neu orientieren. Mal etwas ganz anderes machen. Menschen, die keine Menschen mögen, haben es schwer in der Notaufnahme. Denn sie sind nicht nur die ganze Zeit von Menschen umgeben. Nein, sogar von kranken Menschen. Zynismus kann für dich eine Brücke sein über den alltäglichen Wahnsinn. Du musst nur aufpassen, dass du nicht herunterfällst.

☞ Zusammenbruch

Und dann ist es so weit. Nach hunderten von Gomern mit unleserlichen Medikamentenzetteln, COPDs und Pneumonien, Diarrhöen und Exsikkosen. Nach Platzwunden, Stichwunden, Bisswunden, Patienten, die ihre gesamte Krankengeschichte in Aktenordnern sammeln, Kopfschmerz-, Bauchschmerz-, Knieschmerz-, Rückenschmerz- und Ganzkörperschmerzpatienten. Nach hundert Mal Schwindel, Krampfanfall und gefühlten tausend Alkoholintoxikationen kannst du plötzlich nicht mehr.

Das Telefon klingelt, die Angehörigen von Zimmer 4 möchten mit dir sprechen. Der Patient mit den Bauchschmerzen seit einem Monat möchte wissen, wann es endlich weitergeht. Die Schwester fragt, ob du schnell eine Nadel legen und die Anordnung zur Fixierung unterzeichnen kannst. »Wo ist das Sonogerät?«, fragt die Kollegin, aber das Gerät ist zum hundertsten Mal verschwunden oder kaputt. Der Chef möchte wissen, warum du dich vor 2 Monaten von 3.14 Uhr bis 5.12 Uhr von der Notfallversorgung abgemeldet hast, und der Oberarzt braucht noch den Unfallbericht von vor 3 Monaten. »Nein!«, schreist du. Die Schwester, der Oberarzt, das Sonogerät und ein Gomer schauen dich fassungslos an. »Ich muss jetzt leider abmelden. Und zwar mich selbst.«

Du springst auf und rennst nach draußen zu deinem Auto, in dem du zufällig die CD einer Hardrockband findest und drehst die Anlage voll auf. Dein Piepser geht, du wirfst ihn aus dem Fenster. Dein Handy klingelt. Du wirfst es hinterher. Nach einer Viertelstunde steigst du aus, sammelst Piepser und Handy ein und gehst zurück in die Notaufnahme. Dann machst du deinem Kollegen eine Übergabe.

Und am Ende der Anfang

M. C. Poetzsch, *Notaufnahme*,
DOI 10.1007/978-3-662-54096-1_29, © Springer-Verlag GmbH Deutschland 2017

Ein neuer Tag. Du gehst ins Untersuchungszimmer. Dort liegt dein erster Patient heute. Eine ältere Dame. Du weißt noch nicht, warum sie hier ist. Du nimmst dir vor, ihr zuzuhören, sie nicht zu unterbrechen. Vielleicht hat sie ein neues Symptom. Irgendeine Erkrankung, von der du noch nie etwas gehört hast. Vielleicht hat sie einfach Angst und ist froh, wenn du sie beruhigen kannst. »Wie kann ich Ihnen helfen?«, setzt du gerade an. Da wird die Tür aufgerissen. »Notfall!«, ruft ein Kollege. Du springst auf. »Ich bin gleich wieder da. Dann höre ich Ihnen zu. Versprochen.« Dann läufst Du los. Das Adrenalin ist wieder da.

Nach 2 Stunden bist du zurück. Die Frau liegt noch immer auf der Untersuchungsliege. Du entschuldigst dich bei ihr, dann fragst du sie nach ihren Beschwerden. Seit 2 Wochen fühlt sie sich kraftlos. »Zuletzt konnte ich gar nicht mehr aufstehen und in die Arbeit gehen.« Ihr Enkel hat den Rettungsdienst gerufen. Du siehst sie an. Sie ist sehr elegant gekleidet, aber sie ist deutlich über 80 Jahre alt. »Welcher Arbeit gehen Sie denn nach?«, fragst du sie. »Ich arbeite an der Kinokasse.« Ihre wachen, blauen Augen blitzen dich an. Du kannst es nicht glauben. Du untersuchst sie ausführlich. Dabei erzählt sie dir von ihrem bewegten Leben. Du hörst ihr zu. Als du fertig bist, erklärst du ihr, dass sie wahrscheinlich eine Lungenentzündung hat. Du suchst ein Bett für sie und schreibst ihr ein Antibiotikum auf.

Eine Woche später besucht sie dich in der Notaufnahme. Sie hat sich deinen Namen gemerkt. Sie wird heute aus dem Krankenhaus entlassen. Es geht ihr viel besser. »Ich habe etwas für Sie.« Mit zittriger Hand holt sie ihren Geldbeutel hervor. Du willst ihr schon erklären, dass du kein Geld annehmen darfst, da drückt sie dir einen kleinen Schein in die Hand.

Noch nie hast du dich so über eine Freikarte fürs Kino gefreut.

Du gehst ins nächste Zimmer. Vor dir liegt ein Mensch.

Und das ist der Anfang.

»Best of«

M. C. Poetzsch, *Notaufnahme*,
DOI 10.1007/978-3-662-54096-1_30, © Springer-Verlag GmbH Deutschland 2017

In der Notaufnahme siehst du ziemlich viele Erkrankungen mit vielen verschiedenen Symptomen. Einen Teil davon hast du schon kennen gelernt. Im Folgenden eine Auswahl *nicht* typischer Aufnahmediagnosen. Du siehst: Nie auf eine bereits gestellte Diagnose verlassen!

Wenn du sie dann untersucht hast, müssen die Patienten oft in kurzer Zeit weiter verlegt oder entlassen werden. In Form von Arztbriefen gibst du deine Informationen weiter, an die Station oder den Hausarzt. In der allgemeinen Hektik ist es gar nicht so leicht, fehlerfrei zu tippen. Bist du dann noch übermüdet und musst nebenbei noch den Laden am Laufen halten, wird es schon fast unmöglich...

Diagnosen

- Übelkeit nach Alkoholgenuss
- Brennen an den Genitalien nach Chiligenuss
- Magenschmerzen nach Genuss eines Entkalkers
- Verdacht auf Zustand nach Umknicken
- V. a. Asystolie
- Z. n. Rauchen einer Kräutermischung
- »Brummendes« Kopfgeräusch seit Wochen
- Pen-Nadel in Bauchfett abgebrochen
- EHEC im Ohr
- Nach dem Essen Magendruck
- Z. n. Starkbierfest
- Dem Alkohol verfallen
- Jazz-Pain
- Patient kommt zum Fadenzug, hat sich Mut angetrunken
- Hammer auf Kopf
- Zustand nach 8 Stunden TV – jetzt Schwindel
- Taubheitsgefühl im Kopf
- Käsebrotaspiration
- Kann nicht mehr gehen, kommt aber selbst in die Notaufnahme gelaufen
- Geldstück inhaliert
- Patient schwitzt sehr stark, wünscht Abklärung
- Mensch gegen Schrank
- Kollapsneigung nach Abführmarathon

- Seit 2 Wochen kein Appetit
- Biss eines Papageis in den kleinen Finger (unklar, ob rechter oder linker Finger)

Ärztliche »Verschreibungen«

- Kopfplatzwunde Sirn
- Infektion: unklarer Kokus
- Schwinedl, Scheindel, Schweindel
- »Nach Rücksprache ist der Patient weiterhin waschpflichtig.«
- Oberschnekel
- Scheneklhalsfraktur
- Nasenslabe
- Huasarzt
- Arztbreif
- Noatuafnahme, Noatufnahme, Noatafnahme
- Krakenhaus
- Rechtsschnekelblock
- Pfelgeheim
- Brutschmerzen

PS: Hast du noch einen guten ärztlichen Verschreiber entdeckt oder eine kuriose Diagnose? Ein spannender Fall oder ein weiteres »Must-Have« für die Notaufnahme?

Dann schicke mir eine Mail an: m.c.poetzsch@gmx.net

Der Test – Bist du fit für die Notaufnahme?

M. C. Poetzsch, *Notaufnahme*,
DOI 10.1007/978-3-662-54096-1_31, © Springer-Verlag GmbH Deutschland 2017

Jetzt wird es sich entscheiden: Bist du Spreu oder Weizen? Hast du das Zeug zum Oberarzt, kannst du es noch zu etwas bringen? Oder musst du noch mal zurück in die Uni? 50 Fragen. Dieser Test wird es zeigen...

? 1.   Akute Atemnot! Dein Patient bekommt keine Luft mehr! Tu etwas! Aber was? Der Sauerstoff ist schon aufgedreht, aber was hat der Patient eigentlich? Schnell! Differenzialdiagnosen der Atemnot!

✓ Zum Beispiel Verlegung der Atemwege, Anaphylaxie, Asthma, Pneumothorax, Pneumonie, Lungenembolie, Lungenödem, akutes Koronarsyndrom.

? 2.   Welche Symptome oder Kriterien interessieren dich beim Wells-Score?

✓ Klinische Zeichen für eine Beinvenenthrombose, andere Diagnosen unwahrscheinlich, Herzfrequenz > 100, Immobilisation > 3 Tage oder OP vor weniger als 4 Wochen, Z. n. Lungenarterienembolie oder tiefer Beinvenenthrombose, Hämoptysen, Neoplasie.

? 3.   Der Mann auf der Untersuchungsliege hat starke Schmerzen. Sein Bauch ist bretthart. »Das ist ein akutes Abdomen«, sagt der Chirurg. Das weißt du auch. Aber was könnte die Ursache sein? Welche Differenzialdiagnosen fallen dir ein?
Bei welcher Ursache für ein akutes Abdomen kommt es zu einem »stummen Intervall«?

✓ Zum Beispiel Appendizitis, Cholezystitis, perforiertes Ulkus oder perforierte Divertikulitis, Ileus.
Bei der Mesenterialischämie.

? 4.   Was sollte über einer inkarzerierten Hernie nicht untergehen?
a.   Die Sonne.
b.   Der Chirurg.

✓ Beide Antworten sind richtig: »Über einem eingeklemmten Bruch darf die Sonne weder auf- noch untergehen!«

5. Der Notarzt macht dir eine Übergabe. Dabei erzählt er dir, dass der Patient zunächst somnolent war, dann aber zunehmend soporös, wenn nicht gar stuporös bis komatös. Wie kannst du den Bewusstseinszustand des Patienten beschreiben, wenn du diese Begriffe vermeiden möchtest?

✅ Als bewusstseinsklar, bewusstseinseingetrübt und bewusstlos.

6. Welche drei Kategorien werden bei der Glasgow Coma Scale (GCS) bewertet?

✅ Augenöffnen (1–4 Punkte),
verbale Reaktion (1–5 Punkte) und
motorische Reaktion (1–6 Punkte)

7. Der Notarzt hat den Patienten übergeben. Er hat keine Ahnung, was dieser hat. Du auch nicht. Der GCS beträgt 3. Immerhin ist der Zucker in Ordnung. Du überlegst dir, welches die Ursachen für die Bewusstseinsstörung sein können.

✅ Neurologische Ursachen wie z. B. Hirnblutung, zerebrale Ischämie oder epileptischer Anfall. Schädel-Hirn-Trauma.
Metabolisch/endokrinologische Ursachen wie z. B. Hyper- oder Hypoglykämie, urämisches oder hepatisches Koma.
Infektion wie Meningitis oder Sepsis. Intoxikation.
Kardiopulmonale Ursachen.

8. Wie viel bekommt ein schwedischer Arzt im Vergleich zu einem deutschen für einen Nachtdienst an Weihnachten? Das willst du nicht wissen? Genau, du solltest dich lieber auf deine Arbeit konzentrieren. Auswandern kannst du später. Denn jetzt kommt schon der nächste Schwung von Patienten. Irgendwie haben sie heute alle Brustschmerzen. Das EKG ist immer unauffällig. Welche Ursachen können vorliegen, wenn es nicht das Herz ist?

✅ Beispielsweise HWS-/BWS-Syndrom, Interkostalneuralgie, Lungenembolie, Pneumothorax, Pneumonie, Pleuritis, Refluxösophagitis, Ulkus,
Ösophagusspasmus, Pankreatitis, Cholezystitis, Aortendissketion, Herpes
zoster, Herzneurose.

❓ 9. Was ist ein Bounce?
   a. Aufprall.
   b. Lied von Sarah Connor.
   c. Fehlgeschlagener Turf.

✅ Alle Antworten sind richtig.

❓ 10. Wieder einer dieser Tage. Die Patienten scheinen sich untereinander
      abgesprochen zu haben. Heute haben sie alle Durchfall. Haben sie
      wirklich alle nur eine Gastroenteritis? Welche Ursachen für Durchfall
      gibt es noch?

✅ Viral, bakteriell, Intoxikation, entzündliche Darmerkrankung, Hyperthyreose, Z. n. OP, Karzinom, exokrine Pankreasinsuffizienz, Reizdarm,
Laktoseintoleranz.

❓ 11. Und die Patienten haben nicht nur Durchfall. Sie haben auch Erbre-
      chen. Du wankst von Bett zu Bett. Während des ständigen Wechsels
      der Schutzkleidung hast du Zeit, dir noch einmal die Differenzial-
      diagnosen von Erbrechen zu überlegen.

✅ Gastroenteritis, Appendizitis, Pankreatitis, schmerzbedingt z. B. bei
Koliken, Myokardinfarkt, Glaukom und Migräne, Überlauferbrechen bei
Ileus, Hirndruck, zerebrale Ischämie, Neuritis vestibularis, Morbus
Menière, Intoxikation, Medikamente, Schwangerschaft.

❓ 12. Und jetzt sollst du auch noch ein Ultraschall bei zwei von den
      Patienten mit Gastroenteritis machen. Viel Zeit hast du nicht. Aber
      zum Glück weißt du, wie du ein FAST-Sono durchführen kannst, um
      freie Flüssigkeit auszuschließen. Welche Schnittebenen musst du
      dafür kennen?
      Wie kannst du sonografisch herausfinden, ob deine Patienten mehr
      Flüssigkeit brauchen?

✅ Rechter und linker Flankenschnitt, suprapubischer Längs- und Querschnitt, Oberbauch-Querschnitt (nach kranial).
Den »Flüssigkeitsstand« kannst du über die V. cava darstellen. Ihr Durch-
messer sollte kleiner als 2 cm sein. In diesem Fall ist sie wahrscheinlich
nur 1 cm breit und kollaptisch.

❓ 13. Heute ist es ungewöhnlich ruhig in der Notaufnahme. Es stellt sich
nur eine Patientin vor, die seit Wochen an unklarem Fieber leidet. Sie
wurde zur Abklärung eingewiesen. Eigentlich nichts für die Notaufnahme. Du überlegst dir aber trotzdem, was die Ursache für Fieber
sein kann.
Was heißt eigentlich PUO?

✅ Ursachen für Fieber unklarer Ursache (»pyrexia of unknown origin«, PUO)
sind Infektionen durch Bakterien, Viren, Parasiten, Pilze. Darunter
z. B. Abszess, Cholangitis, Sinusitis, Endokarditis, Osteomyelitis, Fremdkörper, Tbc, Lues, EBV. Des Weiteren rheumatische bzw. Autoimmunerkrankungen (z. B. Lupus, Morbus Crohn), Tumoren, Medikamente,
Exsikkose, posttraumatisch und psychogen.

❓ 14. Vor dir sitzt ein junger Mann, der über immer wieder auftretende
plötzliche Atemnot klagt. Er fängt an zu schwitzen, die Brust
schmerzt, dann bekommt er ganz pelzige Hände. Heute war es
besonders schlimm. Deshalb hat ihn seine Freundin hierhergebracht.
Welche möglichen Diagnosen gehen dir durch den Kopf?

✅ Vor allem Hyperventilationssyndrom, dann z. B. Angina pectoris, Lungenembolie.

❓ 15. Welche somatoforme Störung könnte den Beschwerden zugrunde
liegen?

✅ Eine Panikattacke im Rahmen einer Angststörung.

? 16. Nachts kann es schon mal schwierig sein, einen Arztbrief zu schreiben. Du fragst dich: Welche Schreibweise ist richtig?
   a. Huasarzt.
   b. Hasurzt.
   c. H.arzt.
   d. HA.
   Als du dich gerade näher mit diesem Problem beschäftigen möchtest, kommt schon dein nächster Patient. Er hat ein Engegefühl im Hals und Angst, dass er ersticken könnte. Was solltest du akut ausschließen?

✓ Beispielsweise eine Anaphylaxie, eine Aspiration, eine akute Tonsillitis oder einen Retropharyngealabszess.

? 17. Die Beschwerden bestehen schon seit längerem. Der Patient hat Angst, in seinem Hals könnte ein Tumor sein. An welches Symptom denkst du, und welcher Erkrankung liegt es zugrunde?

✓ An ein Globussyndrom im Rahmen einer somatoformen Störung.

? 18. Der Nachtdienst ist noch nicht zu Ende. Eine »Intox« wird hereingefahren. Somnolent, aber kardiopulmonal stabil. Die Pupillen sind verengt, an den Armen Einstichstellen. Welche Intoxikation liegt vermutlich vor. Welches Medikament könntest du verwenden? Willst du es spritzen?

✓ Vermutlich liegt eine Opiatintoxikation vor. Du könntest Naloxon spritzen. Dein Patient verfügt über eine suffiziente Spontanatmung. Du wartest erst mal ab.

? 19. Welches Medikament könntest du bei einer Benzodiazepinintoxikation verabreichen?

✓ Flumazenil.

? 20. Welche Antihypertensiva solltest du bei einer Kokainintoxikation vermeiden?

✓ Betablocker.

? 21. Langsam wird es draußen hell, Vögel singen. Davon bekommst du natürlich nichts mit. Du musst noch bei ein paar Patienten Blut abnehmen. Dabei geht dir welche Frage am meisten auf die Nerven?

    a. Können Sie gut stechen?

    b. Sind Sie der Arzt?

    c. Sind Sie der Vampir?

Du weißt die Antwort nicht. Aber du weißt, dass deine nächste Patientin starke Kopfschmerzen hat. Was sind noch mal die »red flags« bei Kopfschmerzen?

✓ Starke Intensität, plötzlicher Beginn, Meningismus, Fieber, neurologische Ausfälle, Krampfanfall, psychiatrische Auffälligkeiten, erstmaliges Auftreten im Alter > 50, Schädel-Hirn-Trauma, Schwangerschaft, Blutdruckentgleisung, Sehstörung.

? 22. Welche Ursachen für sekundär auftretende Kopfschmerzen kennst du?

✓ Zum Beispiel Subarachnoidalblutung, intrakranielle Blutung, zerebrale Ischämie, Sinusvenenthrombose, Karotisdissektion, hypertensive Krise, Glaukom.

? 23. Bislang ist es ein ruhiger Dienst. Auf einmal hat einer von deinen Patienten einen epileptischen Anfall. Welche Differenzialdiagnosen fallen dir dazu ein?

✓ Cerebrale Ischämie, intrakranielle Blutung, Meningitis, Enzephalitis, Fieberkrampf, Trauma, Tumor, Toxine (Drogen), Alkoholentzugskrampf, Hypoglykämie, Medikamente, Intoxikation, psychogen, Epilepsie, klampsie.

? 24. Ab wann spricht man von einem prolongierten Anfall?

✓ Ab einer Dauer von 2 Minuten.

? 25. Zum Glück sistiert der Anfall nach 2 Minuten. Aber trotzdem gibt es ein Problem: Der Neurologe hat keine Zeit. Du musst den Patienten selbst untersuchen. Und auch den nächsten. Der klagt über Nackensteifigkeit. Er hat kein Fieber. Wenn es keine Meningitis ist, welche anderen Ursachen für Nackensteifigkeit kennst du?

✓ Subarachnoidalblutung (SAB), muskuläre Verspannung, Bandscheibenvorfall, Rigor, Tumor, Fraktur.

? 26. Welche Zeichen untersuchst du bei Meningismus?

✓ Lasègue-, Kernig- und Brudzinski-Zeichen.

? 27. Und schon wieder ein neurologischer Patient. Er kann seinen rechten Arm nicht mehr bewegen. Welche Ursachen für Lähmungen fallen dir ein?

✓ Zerebrale Ischämie, Plexusläsion, Migräne mit Aura, Todd'sche Parese nach Krampfanfall, psychogene Lähmung, periphere Fazialisparese, Tumor, Borreliose und multiple Sklerose.

? 28. Es handelt sich um einen frischen Schlaganfall. Du sollst eine Lyse durchführen. Was sind Kontraindikationen für eine medikamentöse Lyse?

✓ Hämorrhagischer oder unklarer Schlaganfall, Z. n. ischämischer Apoplex (6 Monate), ZNS-Tumoren, intrakranielle Blutung, Z. n. Trauma/OP in den letzten 3 Wochen, gastrointestinale Blutung im letzten Monat, Blutungsneigung, Aortendissektion. unkontrollierbarer Blutdruck (> 185 zu 110).

? 29. Es ist Montagmorgen. Dein erster Patient hat eine Leberzirrhose. Laut dem letzten Arztbrief liegt das Stadium B nach der Child-Pugh-Klassifikation vor. Kannst du dich noch an die Kriterien für die Klassifikation erinnern?

✓ Bilirubin, Albumin, INR, Aszites, Enzephalopathie.

❓ 30. Außerdem hat der Patient eine schwere Hyponatriämie.
Welche Ursachen fallen dir dafür ein?
Wie schnell darfst du das Natrium ausgleichen?

✅ Herzinsuffizienz, Leberzirrhose, nephrotisches Syndrom, Nieren-
insuffizienz, Diuretika, Diarrhö, Erbrechen, Verbrennungen, Trauma,
Peritonitis, Pankreatitis, Nebennierenrinden-Insuffizienz, Hypothyreose,
SIADH, psychogene Polydipsie.
Pro Stunde sollte der Wert nicht um mehr als 0,5–1 mmol pro Liter ange-
hoben werden.

❓ 31. Und Ödeme hat er leider auch noch. Er steht auf, um auf die Toilette
zu gehen. Er trägt ein Krankenhausnachthemd. An welchen Stellen
sind die Nachthemden offen?
a. vorne, unten, oben.
b. hinten, vorne, oben, unten.
c. oben, unten, hinten.
Dir fällt die Antwort gerade nicht ein. Aber welche Ursachen für
Ödeme gibt es eigentlich noch?

✅ Herz-, Leber- und Niereninsuffizienz, Thrombose, postthrombotisches
Syndrom, chronisch venöse Insuffizienz, Lymphödem, entzündliches,
allergisches oder posttraumatisches Ödem, Medikamente, hydrosta-
tisches Ödem bei Varikose.

❓ 32. Mittlerweile fühlst du dich selbst schon ganz krank. Aber zum Glück
erinnerst du dich wieder an Regel IV aus *House of God* und schaust dir
den nächsten Patienten an. Er hat ein einseitig geschwollenes Bein,
und wenn du auf seine Fußsohle drückst, lässt sich ein Druckschmerz
auslösen. Wie heißt dieses Zeichen?
Und wie lautet Regel IV?

✅ Es handelt sich um das Payr-Zeichen. Ein Druckschmerz auf der medialen
Seite des Unterschenkels heißt Meyer-Zeichen. Und bei Druckschmerz im
Schläfenbereich in Verbindung mit Augenringen handelt es sich wahr-
scheinlich um das »Feier-Zeichen«.
Trotzdem – Regel IV: »The patient is the one with the disease.«

? 33. »Sollen wir die Frau mit den Ohrenschmerzen gleich zum HNO schicken oder willst du sie dir einmal anschauen?« Du erinnerst dich, dass du Medizin studiert und auch schon mal ein Trommelfell gesehen hast. Deshalb nimmst du dir ein Otoskop und schaust der Patientin in die Ohren. Das Trommelfell ist gerötet. Was könnte die Ursache sein und wie würdest du behandeln?

✓ Es könnte eine Otitis media vorliegen. Bei Fieber, Erbrechen oder für den Fall, dass die Schmerzen nach 48 Stunden nicht besser werden, ist eine Antibiose mit Amoxicillin Mittel der ersten Wahl. Ansonsten symptomatische Therapie.

? 34. Der nächste Patient ist neurologisch. Er hat seit Wochen zunehmende Paresen in beiden Beinen. Natürlich schaust du dir den Patienten trotzdem an. Was ist *kein* mögliches Symptom einer Querschnittlähmung: schlaffe Paresen, spastische Parese, Hypästhesien, Blasen- und Darmstörung, Sexualfunktionsstörung, Herz-Kreislauf-Dysregulationen?

✓ Alle genannten Symptome können bei einer Querschnittläsion auftreten.

? 35. Während du dir noch Gedanken darüber machst, welche Bildgebung der Patient mit den Paresen jetzt bekommen soll, wird plötzlich die Tür aufgerissen: »Wir haben eine Rea!« Du läufst los. Dabei geht dir welche wichtige Regel als Erstes durch den Kopf?
   a. »Placement comes first.«
   b. »At a cardiac arrest, the first procedure is to take your own pulse.«
   Als du bei dem Patienten ankommst, schlägt dein Herz ziemlich schnell. Alle rufen durcheinander. Du willst dir erst mal einen Überblick verschaffen. Dann versuchst du dich an die reversiblen Ursachen bei einem Herz-Kreislauf-Stillstand zu erinnern. Wir lauten sie?

✓ Hypoxie, Hyper-/Hypokaliämie / metabolisch, Hypovolämie, Hypothermie, Herzbeuteltamponade, Intoxikation, Thromboembolie, Spannungspneumothorax (»HITS«).

? 36. Die Reanimation verläuft zum Glück relativ geordnet. Ihr konntet den Patienten stabil an die Intensivstation übergeben. Als du zurückkommst, beschwert sich ein anderer Patient, dass er schon seit 2 Stunden warten muss. Er hat starke Rückenschmerzen und möchte jetzt endlich ein Röntgenbild. Wann ist eine Bildgebung bei Rückenschmerzen erforderlich?

✓ Wenn die Schmerzen länger als 6 Wochen bestehen oder besonders stark sind bzw. stark zugenommen haben bzw. bei Vorliegen von »red flags«.

? 37. Was sind »red flags« bei Rückenschmerzen?

✓ Hinweise auf Fraktur, Tumor, Infektion oder Neuropathien.

? 38. Es kommt ein Schockraumpatient. Alle Oberärzte sind im OP. Du bist plötzlich der Trauma-Leader. Alle schauen dich an, und erwarten, dass du sagst, was als Nächstes zu tun ist. Was machst du?
   a. Ich hole mein Buch »Keine Angst vor der Notaufnahme« heraus und schlage unter »Trauma-Leader« nach.
   b. Obwohl ich keinen Plan habe, ordne ich eine Polytraumaspirale, ein FAST-Sono, eine Beckenübersicht, ein Röntgen-Thorax und eine arterielle BGA an. Irgendetwas wird schon herauskommen.
   c. Ich erinnere mich an das ABCDE-Schema. Danach gehen wir vor.
   d. Ich mache gar nichts, lächle und stelle mich allen Anwesenden mehrfach vor.

✓ Antwort c ist richtig.

? 39. Was ist das ABCDE-Schema?

✓ Dabei handelt es sich um ein Schema für die Notfalluntersuchung.
Airway maintenance with cervical spine protection.
Breathing and ventilation.
Circulation with hemorrhage control.
Disability: neurologic status.
Exposure / Environmental control.

❓ 40. Hast du bei der Übergabe im Schockraum an alles gedacht? Was ist das SAMPLE-Schema?

✅ Dabei handelt es sich um ein Schema für die Notfall-Anamnese.
S für Symptome, A für Allergien, M für Medikamente, P für Präexistente Erkrankungen / »Pregnancy«, L für Letzte Mahlzeit, E für Ereignishergang / »Environment«.

❓ 41. Schon dein dritter Patient mit Schwindel heute. Was ist die häufigste Form von Schwindel?

✅ Benigner paroxysmaler Lagerungsschwindel.

❓ 42. Was sind weitere Ursachen für peripheren Schwindel?

✅ Zum Beispiel Neuritis vestibularis und Morbus Menière.

❓ 43. Der Patient wird wegen einer AZ-Verschlechterung eingewiesen. Er hat Fieber. Wie lauten die SIRS-Kriterien?

✅ — Körpertemperatur > 38 oder < 36 °C.
— Tachykardie: Herzfrequenz > 90.
— Tachypnoe: Atemfrequenz > 20 oder Hyperventilation (CO_2 < 33 mmHg).
— Leukozytose > 12.000 Leukos/mm^3 oder Leukopenie < 4000 Leukos/mm^3.

❓ 44. Wie ist eine schwere Sepsis definiert?

✅ Mindestens zwei SIRS-Kriterien erfüllt, Nachweis einer Infektion und mindestens eine sepsisbedingte Organschädigung.

❓ 45. Der Patient mit der Sepsis hat eine Tachykardie. Der QRS-Komplex ist schmal, der Rhythmus regelmäßig. Was könnte die Ursache sein?

✅ Wahrscheinlich liegt eine Sinustachykardie bei Fieber und Exsikkose vor.

❓ 46. Was sind häufige Ursachen für supraventrikuläre Tachykardien?

✅ AV-Knoten-Reentry-Tachykardie (AVNRT), Vorhofflimmern, Vorhofflattern.

❓ 47. Was sind häufige Ursachen für ventrikuläre Tachykardien?

✅ Zum Beispiel Myokardischämie, Medikamente, Elektrolytentgleisungen, QT-Syndrom (angeboren), Myokarditis, Links-oder Rechtsherzversagen.

❓ 48. Der Dienst heute scheint einfach kein Ende zu nehmen. Noch immer sitzen ungesehene Patienten in der Wartezone. Der nächste hat seit 5 Tagen keinen Stuhlgang gehabt. Was kann die Ursache sein und was kannst du dagegen tun?

✅ Ursachen der Obstipation können z. B. Bewegungs- und Flüssigkeitsmangel, Medikamentennebenwirkungen, ein kolorektales Karzinom und ein akutes Abdomen sein. Die Therapie beinhaltet die Behandlung der Grunderkrankung, die Verabreichung von Abführmitteln, Prokinetika und Einläufen sowie ggf. eine manuelle Ausräumung.

❓ 49. Dein nächster Patient hat schon den ganzen Tag rote, juckende Quaddeln am ganzen Körper, die sich immer weiter ausbreiten. Was kann die Ursache sein? Was sind Auslöser?

✅ Eine Urtikaria kann im Rahmen einer allergischen Reaktion auftreten. Weitere Auslöser für eine Urtikaria sind Wärme, Kälte, Licht, Druck. Oftmals auch idiopathisch.

❓ 50. Dein letzter Patient heute. Eine Wohnungseröffnung. Die Frau weist am ganzen Körper kleinere Wunden und Prellungen auf. Welche Arten von Wunden gibt es?
Was solltest du bei jeder Wunde überprüfen?

✅ — Mechanische Wunden: Schnitt- und Stichwunden, Quetsch-, Platz-, Riss-, Schürf-, Kratz-, Biss- und Schusswunden.
— Thermische Wunden: Erfrierungen und Verbrennungen.
— Chemische und strahlenbedingte Wunden.
Durchblutung, Motorik und Sensibilität. Außerdem Entzündungszeichen: Calor, Rubor, Dolor, Tumor, Pus.

Notaufnahme-Persönlichkeitstest

M. C. Poetzsch, *Notaufnahme*,
DOI 10.1007/978-3-662-54096-1_32, © Springer-Verlag GmbH Deutschland 2017

Abschließend folgen jetzt noch zehn wichtige Fragen zur Einschätzung deiner Persönlichkeit, dann hast du es überstanden. Wenn du hier alles aus dem Bauch heraus entscheiden kannst, egal wie, dann dürfte deiner Karriere nichts mehr im Wege stehen. Außer vielleicht du selbst...

❓ 1. Du kommst zum Nachtdienst und stellst fest: Es gibt noch Betten im Haus, außerdem sogar Intensiv- und Wachbetten.

✅ a. Du meldest umgehend ab. Sonst kommst du gar nicht zum Schlafen.

b. Du kannst noch nicht wach sein und träumst nur, dass du Nachtdienst hast und dass es Betten gibt.

c. Du hälst diesen Moment fest. Er ist einzigartig und kommt vielleicht nie wieder.

d. Du bestimmst bei allen Patienten Herzenzyme und belegst damit die Wachstationen. Dann bittest du bei der Rettungsleitstelle um Verschonung.

❓ 2. Du kommst zum Nachtdienst. Das ganze Haus ist voll. Patienten liegen auf dem Gang, stöhnen, wollen ein Glas Wasser und übergeben sich. Es gibt keine Intensiv- und keine Wachbetten. Alle Anästhesisten sind im OP. Dein Kollege übergibt dir zehn Patienten, die »eigentlich fertig« sind und zehn, die eigentlich noch gar nicht gesehen sind. Was machst du?

✅ a. Du holst dir einen Kaffee.

b. Du holst dir zwei Kaffee.

c. Wieder ein Nachtdienst wie alle anderen. Sieht ja gar nicht so schlimm aus.

d. Du teilst die Arbeit auf. Die eine Hälfte der Patienten bekommt ein CT, Röntgen und Sono, die andere ein neurologisches Konsil. Dann gehst du ins Bett.

❓ 3. Du hast die Notaufnahme erfolgreich von der Notfallversorgung abgemeldet. Aber wer meldet die Notaufnahme eigentlich wieder bei der Leitstelle an?

✅ a. Der diensthabende Gesundheitsminister.

b. McKinsey.

c. Der Bettenmanager.

d. Da man eine Notaufnahme offiziell gar nicht abmelden kann, kann sie auch von niemandem wieder angemeldet werden.

4. Jemand hat bei einem 99-jährigen Patienten versehentlich Herzenzyme und D-Dimere bestimmt. Sie sind erhöht. Was ist jetzt zu tun?

a. Neurologisches Konsil.

b. Du nimmst dir selbst noch mal Blut ab und etikettierst es mit dem Namen des Patienten. Zuvor stornierst du den alten Auftrag.

c. Entlassung gegen ärztlichen Rat.

d. Du verlegst den Patienten auf Station. »Was? Die Herzenzyme sind erhöht? Das habe ich übersehen. Das tut mir leid. Jetzt ist er ja schon bei euch…« Jeder ist sich selbst der Nächste.

5. Dein nächster Patient: 20 verschiedene Erkrankungen, 30 Tabletten, deren Namen unleserlich auf einem Zettel notiert sind, Dauerkatheter, Magensonde sowie ein ventrikuloperitonealer Shunt. Was machst du?

a. »Gell, Ihnen ist auch manchmal schwindlig.« Niemand verneint – neurologisches Konsil.

b. Du entnimmst aus dem Harnblasenkatheter einen Urin-Stix. Der ist »bunt« – urologisches Konsil.

c. Du drückst einmal auf den Bauch und rufst den Chirurgen: »Verdacht auf akutes Abdomen«.

d. Du schaust in der Liste, auf welchen Stationen es noch Betten gibt. Dort reservierst du ein Bett. Dann geht es ins CT, Röntgen-Thorax und Abdomen, Ultraschall… Bis die Befunde da sind, gehst du zum Mittagessen.

6. Derselbe Patient. Er hat einen MRSA.

a. Du verlegst ihn auf Station. »Er hat einen MRSA? Das tut mir leid. Das habe ich übersehen. Jetzt ist er ja schon bei euch…« Jeder ist sich selbst der Nächste.

b. Du ziehst einen MRSAologen hinzu.

c. Du verlegst den Patienten in ein anderes Krankenhaus.

d. Du meldest dich krank.

7. Ein alkoholisierter Patient hat eine Kopfplatzwunde, aus der er stark blutet. Er pöbelt die Pflegekräfte an.

a. Du gibst ihm die Adresse eines anderen Krankenhauses, in dem es heute Freibier gibt.

b. Du sprichst mit ihm über seine Probleme und weist ihn auf die Gefahren von Alkohol hin. Dann versuchst du ihn zu einem Alkoholentzug zu überreden und gibst ihm Adressen von Gesprächsgruppen.

c. Du rufst die Polizei. Dann bestellst du einen Krankentransport in die geschlossene Abteilung und hoffst, dass sie *dich* mitnehmen.

d. Du nimmst ihn in den Schwitzkasten und nähst dabei seine Kopfplatzwunde. Nebenbei erzählst du ihm einen Schwank aus deinem Leben.

8. Ein Patient kommt nachts, um sich die Fäden einer 2 Monate alten Kopfplatzwunde entfernen zu lassen, weil er tagsüber keine Zeit hatte, zum Hausarzt zu gehen.

a. Du alarmierst umgehend das Schockraumteam.

b. Du führst eine neurologische Untersuchung durch und bestellst einen Transport in die Psychiatrie. Dann lässt du dich selbst einweisen.

c. Du klärst ihn ausführlich über die Komplikationen und Risiken eines Fadenzugs auf. Dann holst du die chirurgischen Instrumente – Schere, Skalpell, Hammer und Meißel – und beginnst mit dem Eingriff.

d. Du stellst dich vor und erhebst eine ausführliche Anamnese. Dann desinfizierst du die Wunde und entfernst die Fäden fachgerecht. Dann fragst du, ob noch Unklarheiten bestehen. Schließlich schreibst du einen ausführlichen Arztbrief. Du verabschiedest dich mit Handschlag und einem Lächeln auf dem Gesicht. Wenn es Probleme gibt, kann der Patient jederzeit wiederkommen. Die Notaufnahme ist 24 Stunden geöffnet. An 365 Tagen im Jahr. Schön, wenn du helfen konntest.

9. Mit welchem Slogan führte Konrad Adenauer 1957 seinen Wahlkampf?

a. Gomers don't die!

b. Deutschland comes first!

c. Russia is the one with the disease!

d. Keine Experimente!

❓ 10. Worum handelt es sich bei diesem Geräusch: »Schschscht«?

✅ a. Der Papierschredder vernichtet einen Arbeitsunfallnachschau-
erfassungsdokumentationsbogen.
b. Knochensäge im Schockraum.
c. Vorbeilaufender Notfallsanitäter.
d. Toilettenspülung.

Serviceteil

M. C. Poetzsch, *Notaufnahme*,
DOI 10.1007/978-3-662-54096-1, © Springer-Verlag GmbH Deutschland 2017

Literatur

Quellen

American College of Surgeons, Committee on Trauma. Advanced Trauma Life Support for Doctors, ATLS Student Course Manual. Chicago, Ill.: American College of Surgeons, 2008.

Borasio G. Über das Sterben. München: Beck, 2012.

Deutsches Institut für Medizinische Dokumentation und Information. ICD-10-GM. pdf-Datei, abrufbar unter www.dimdi.de/dynamic/de/klassi/downloadcenter/icd-10-gm/version2013/.

Diener HC, Weimar C. (Hrsg.) Leitlinien für Diagnostik und Therapie in der Neurologie. Stuttgart, Thieme 2012.

Eyer F, Zilker T. Drogenintoxikationen. Notfall Rettungsmed. 2012; 17: 569–576.

Francke A, Josten C, Thie A. Interdisziplinäre Notaufnahme. Stuttgart: Thieme, 2010.

Hintzenstern U. Notarzt-Leitfaden. München: Urban & Fischer, 2004.

Hobbach HP, Lemm H, Buerke M. Brustschmerzen in der Notaufnahme. Med Klin Intensivmed Notfallmed. 2013; 108: 7–18.

Jobst D. Facharztprüfung Allgemeinmedizin. München: Urban & Fischer, 2010.

Kümpers P. Volumensubstitution mit NaCl 0,9%? Internist. 2015; 56: 773–778.

Lemm H, Dietz S, Buerke M. Patienten mit Dyspnoe in der Notaufnahme. Med Klin Intensivmed Notfallmed. 2013; 108: 19–24.

Ortlepp J, Walz R. Internistische Akut-, Notfall- und Intensivmedizin. Stuttgart: Schattauer, 2012.

Pschyrembel Klinisches Wörterbuch. 265. Aufl. Berlin: de Gruyter, 2014.

Rabe K, Kastrup O. Differenzialdiagnose und Behandlung des akuten Kopfschmerzes. Notfall Rettungsmed. 2012; 17: 629–641.

Ridder M. Wie wollen wir sterben? München: DVA, 2010.

Sayk F, Berndt MJ. Synkope – Algorithmen in der Notaufnahme. Med Klin Intensivmed Notfallmed. 2013; 108: 25–31.

S3-Leitlinie/NationaleVersorgungsLeitlinie Unipolare Depression – Langfassung, 2. Aufl. 2015. Version 3.

Shem S. House of God. London: Black Swan, 1978. (Deutsche Übers.: Lübeck: G. Fischer, 1996).

Stahl W, Woischneck D. Bewusstlosigkeit, Koma, Somnolenz, Stupor und Sopor. Notfall Rettungsmed. 2012; 15: 416–422.

Ziegenfuß T. Notfallmedizin. Berlin: Springer, 2011.

Links

- www.cirs-notfallmedizin.de (Critical Incident Reporting System, Risiko-management in der Notfallmedizin)
- www.degam.de (Deutsche Gesellschaft für Allgemeinmedizin und Familienmedizin)
- www.dgina.de (Deutsche Gesellschaft für interdisziplinäre Notfall- und Akutmedizin)
- www.dgn.org (Deutsche Gesellschaft für Neurologie)
- www.dimdi.de (Deutsches Institut für Medizinische Dokumentation und Information)
- www.leitlinien.org (Arbeitsgemeinschaft der Wissenschaftlichen Medizinischen Fachgesellschaften, AWMF)
- www.medicalmnemonics.com (World's Database of Medical Mnemonics)
- www.rki.de (Robert Koch-Institut)
- www.capnetz.de (Network of excellence Community Acquired Pneumonia)
- www.lifeinthefastlane.com (free online emergency medicine)

Stichwortverzeichnis

Printed in the United States
by Bookmasters

Printed in the United States
By Bookmasters